# 의료통역 입문

## - 문화간 의사소통, 어떻게 하나?

## Medical Interpreting and Cross-cultural Communication

지은이 **Claudia V. Angelelli**

옮긴이 **곽 중 철**

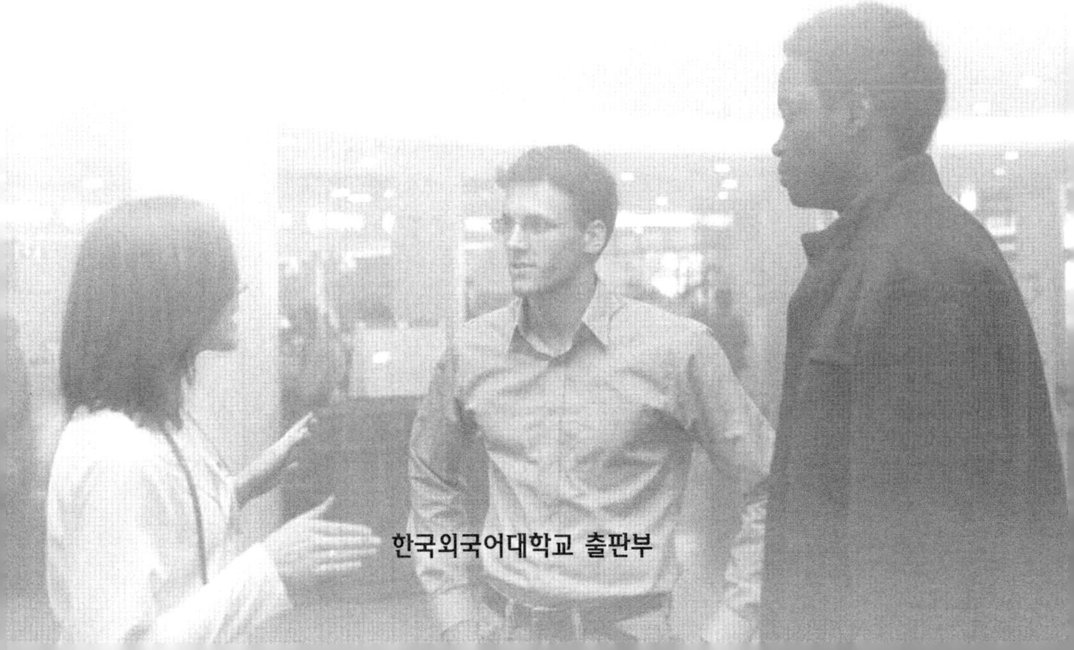

한국외국어대학교 출판부

Medical Interpreting and Cross-cultural Communication
by Claudia V. Angelelli



「이 책은 2009학년도 한국외국어대학교 교내학술연구비 지원에
의하여 이루어진 것임」

## 의료통역과 문화간 의사소통

의료진과 환자가 같은 언어를 쓰지 않을 때, 의료 통역사가 불려와 돕는다. 2개 국어가 쓰이는 병원을 사상 최초로 민족지학적으로 연구한 이 책에서 클라우디아 안젤렐리*Claudia V. Angelelli* 는 의료통역사의 역할을 탐험하면서 300회가 넘는 의료상담으로부터 나온 자료를 검토하고 통역사들을 직접 인터뷰 한다. 그들이 통역하는 사람들은 어떤지, 통역사들의 애로사항은 무언지, 통역사들의 역할을 어떻게 보는지를 묻는다. 전통적으로 통역사는 의료상담이나 환자와 의사 관계에는 영향력이 없는 단순한 언어의 통로(conduit)로 간주되어 왔다. 이 책은 대안적 견해를 제시하는 바, 통역사의 영향력을 고려하고, 더 큰 사회의 일부인 한 기관 내에서 일어나는 맥락 속의 실례를 든다. 사회이론, 사회심리학, 그리고 언어고고학의 문헌을 집대성하는 이 책은 의료통역의 은밀한 모든 것을 직접 보기를 원하는 모든 이의 환영을 받을 것이다. 특히 학자, 커뮤니케이션 전문가, 정책입안자, 그리고 개업의들이 좋아할 것이다.

금년은 1979년 9월 국내 최초로 한국외국어대학교에 통번역대학원이 설립된 지 30년이 되는 해다. 필자는 바로 30년 전 그 대학원의 1기로 입학해 3년 간 파리 3대학 통역대학원(ESIT) 유학을 마치고 돌아와 약 26년 동안 통번역업무 속에서 살아왔다.

우리가 통역하면 국제회의나 TV의 동시통역, 높으신 분들의 대화 통역이나 국내외 여러 조직에서의 통역만 떠올리다가 지역사회 통역(community interpreting)이라는 또 하나의 분야를 의식하게 된 것은 2년이 채 되지 않는다.

지역사회 통역이란 쉽게 말해 우리가 사는 이 땅의 법정이나 병원에서 이루어지는 통역이다. 즉 이주 노동자 등이 우리 법정에 서게 될 때 그들과 법관들 사이의 말을 서로 알려주고 그들이 몸이 아파 병원 신세를 질 때 그들과 의료진 사이의 의사소통을 도와주는 통역이다. 법정 혹은 법률 통역이 인간의 기본권 보호를 위해 꼭 필요한 것이라면 의료통역은 인간의 건강, 나아가 생명의 보호를 위해 필수적인 것이다. 어쩌면 지역사회통역이 회의 동시통역보다 더 위험성이 크고, 그만큼 더 어렵다고 볼 수도 있다. 특히 통역사의 '투명성'을 강조하는 회의통역과 달리 이 통역은 통역사의 존재를 드러내지 않을 수 없다. 그럼에도 세계적으로 지역사회 통역사들의 업무에 대한 오해와 평가절하가 계속됨에 따라 그 어느 나라에도 지역사회통역에 대한 일관적 기준이나 정형화된 통역사 훈련 과정이 없는 것이 현실이다.

2008년 9월 우리 대학원에서 국내 최초로 법정 통역 국제 학술대회가 열렸을 때만 해도 또 하나의 지역사회 통역인 의료통역이 이토록 일찍이 관심을 끌게 될 줄은 몰랐다. 그런 계기를 만든 것이 의료 서비스를 받기 위해 이 땅에 오는 외국인들의 의료관광 붐이었다. 특히 같은 아시아에 있는 태국이나 싱가폴, 그리고 홍콩이 이미 오래 전부터 국제 의료사업으로 짭짤한 수익을 올리고 있는 사실이 우리 정부와 의료계의 주목을 받은 것이다.

급기야 세계적인 금융위기 속에서 우리 국회는 지난 5월 의료관광 진흥을 위한 추가 갱정 예산을 승인하기에 이르렀고, 이에 따라 의료통역사 양성 사업을 위한 준비가 보건복지부 산하 보건복지인력개발원을 중심으로 급속도로 진행되었다.

제1차 의료통역사 훈련을 위한 기본 교재를 물색하다가 많은 해외 전문가들의 추천을 받은 것이 바로 이 책이다. 샌디에고 주립대학의 교수인 저자가 캘리포니아의 한 공공 병원에서 22개월 동안 조사하고 3년 동안 연구해 만든 이 저서는 그 범위와 깊이가 박사급 논문 몇 편에 버금간다.

국내 최초로 시행되는 의료통역사 교육이니만큼 교육생들이 쉽게 이해할 수 있도록 풀어내는 데 주안점을 두었다. 그래도 이해가 어려운 부분은 원문을 보며 함께 머리를 맞대고 풀어갈 것이다.

모든 통역이 해당 분야에 대한 이해와 애정이 있어야 가능한 것처럼 의료 통역도 환자와 아픔을 함께한다는 인간 사랑과 의학 관련 지식이 바탕을 이루어야할 것으로 믿는다. 다만 국제 의료 통역은 전통적 지역사회 통역과는 달리 의도적으로 해외에서 오는 의료서비스의 구매자(buyer)라는 상대적 상위 집단을 상대한다는 차이가 있을 것이다.

끝으로 두 달도 안 되는 촉박한 시간에 기꺼이 초벌번역과 교정을 맡아 준 제자들(류지예, 장유경, 강정래, 김효정, 배근철, 허정윤, 지대현, 김지순, 유한내, 하현정, 김현진, 정지연, 이하나)에게 감사한다.

2009년 6월 의료통역사 양성사업 통역부문 책임 교수
한국외국어대학교 통번역대학원 한영과 곽중철 씀

캘리포니아 호프*California Hope* 병원 식구들의 도움과 호의가 아니었더라면 이번 작업은 불가능했을 것이다. 캘리포니아 호프 병원의 환자와 가족들, 의료진과 통역사들 및 기타 직원들은 22개월이라는 긴 시간 동안 자신들의 삶과 직업의 개인적이고 민감한 부분까지 들여다 볼 수 있도록 너그럽게 허락해주었다. 그 분들께 감사의 말씀을 전한다. 도움을 주신 모든 분들의 이름을 언급하기엔 무리가 있지만 본인들은 이 책의 탄생에 자신이 얼마나 기여했는지 잘 알고 계실 것이다.

이 책의 출발점은 다양한 환경 내 통역사의 역할에 대한 학제적 접근 방식을 바라보는 견해와 관점으로(Angelelli 2001), 필자는 박사학위 논문에서 이를 처음 제시한 바 있다. 학술적 작업, 그리고 특히 라틴어계 인구를 위한 사회정의 구현의 헌신적 노력으로 우리에게 영감을 주신 과달루프 발데스*Guadalupe Valdes* 박사님께 특별한 감사를 드린다. 캘리포니아 호프 병원에서 연구를 진행하는 동안 박사님은 언제나 자신감을 북돋워 주시고 꾸준히 지도해 주셨다. 또한 의료통역에 적용한 의사소통의 민족학에 대한 학술 연구를 소개해 주신 셜리 브라이스-히드*Shirley Brice-Heath* 박사님께 감사드린다. 학자와 연구자, 그리고 작가로서 언제나 모범이 되는 분이다. 사회적 의사소통의 분석에 대한 여러 차례의 논의를 통해 전문분야 간 경계를 초월하는 방법을 일깨워주신 레이 맥더모트*Ray McDermott* 박사님께도 감사를 드린다. 학자와 분석가로서 나도 맥더모트 박사님의 발자취를 따라가려 부단히 노력하고 있다. 학문의 경계를 넘어서까지 이번 연구의 과정 및 성과에 중요한 지원과 의견을 아낌없이 제공해주신 에드워드 하텔*Edward Haertel* 박사님께도 감사드린다. 최종 완성품의 책임자는 물론 나 자신이지만 이 분들 개개인도 이번 저서의 작업과정에 큰 도움을 주었다. 이 분들께 평생 갚지 못할 빚을 졌다고 생각한다.

특히 재니스 케지리안*Janice Kezirian* 의학박사님이야말로 이번 작업에 그 누구보다 공이 크셨다. 박사님의 과학적 박식함과 성실성은 이 책의 모든 구절에서 엿볼 수 있다. 의사와 환자 간 의사소통 연구에 대한 박사님의 이론적 접근방식과 더불어 멕시코에서의 의료 경력, 그리고 진료 상황에서 의사소통과 언어를 적절하게 적용하기 위한 박사님의 개인적 의지는 이 책에 소개된 거의 모든 통역 연구에 영향을 미쳤다. 케지리안 박사님의 열성과 지원 그리고 인내심은 이번 작업에 실로 중요한 역할을 했으며 박사님의 유머감각과 우정은 더없이 값진 선물이다.

훌륭한 통번역사이자 통역학 교수, 그리고 넘치는 사랑을 베푸는 남편 크리스챤 드겔드르*Christian Degueldre*에게 특별한 감사의 뜻을 전한다. 남편이 통역분야에서 전문가로 인정받은 덕분에 캘리포니아 호프 병원과 쉽게 접촉할 수 있었다. 자료 수집 기간 동안 그날그날 현장에서 있었던 일에 대해 지겹도록 이야기를 할 때도 남편은 놀라운 인내심을 발휘하며 경청해 주었다. 또한 이 책을 완성시킬 수 있도록 격려를 아끼지 않았고, 자료와 참고문헌을 확인하고 초안을 몇 번이고 다시 읽어보며 통찰력 있는 조언을 제공하는 등 크나큰 도움이 되어 주었다.

이 책의 여러 부분에 걸쳐 매우 중요한 조언을 해주신 신시아 로이*Cynthia Roy* 박사님께 감사를 드린다. 로이 박사님의 예리한 지적과 분석은 책의 내용을 더욱 치밀하게 보완하는데 큰 힘을 실어주었다. 그와 더불어 출판 준비과정에서 도움을 준 케임브리지대학 출판부의 캐서리나 브레트*Katherina Brett*, 헬렌 바튼*Helen Barton*, 케이 맥케크니*Kay McKechnie*, 앨리슨 파월*Alison Powell* 박사님께 감사를 드린다. 이 책과 본 연구의 결과가 의료문제에 관심을 갖는 분들에게 도움이 되고, 그들이 소수언어 구사자를 위한 공평하고 문화적 배려를 갖춘 의사소통 환경을 활성화하는데 도움이 되었으면 하는 것이 내 바람이다.

# 약 어

| | | |
|---|---|---|
| ASL | American Sign Language | 미국 수화 |
| CH | California Hope | 캘리포니아 호프 병원 |
| D | doctor | 의사 |
| EMT | emergency medical technician | 응급 의료진 |
| HCP | healthcare provider | 의료진 |
| HI | hospital interpreter | 병원소속 통역사 |
| ICE | interpreted communicative event | 통역이 있는 대화 |
| IPRI | Interpreter interpersonal role inventory | 통역사의 인간연결 역할목록 |
| IS | interpreting services | 통역서비스실 |
| MAC | medical admitting clerk | 원무직원 |
| MCE | monolingual communicative event | 단일 언어 대화 |
| N | nurse | 간호사 |
| P | patient | 환자 |
| SES | socio-economic status | 사회경제적 지위 |

## 의료통역과 문화간 의사소통

과학과 공중보건에 대한 헌신으로 내게 영감을 불어넣어 준 어머니, 앤젤라 리조*Angela Rizzo*에게 이 책을 바친다.

그리고 오랫동안 이 주제에 관심을 보여주고 지원을 아끼지 않음으로써 이 작업을 마칠 수 있게 도와준 남편 크리스챵 드겔드르*Christian Degueldre*에게 이 책을 바친다.

# 목 차

# 그림목차

# 표목차

# 서 론

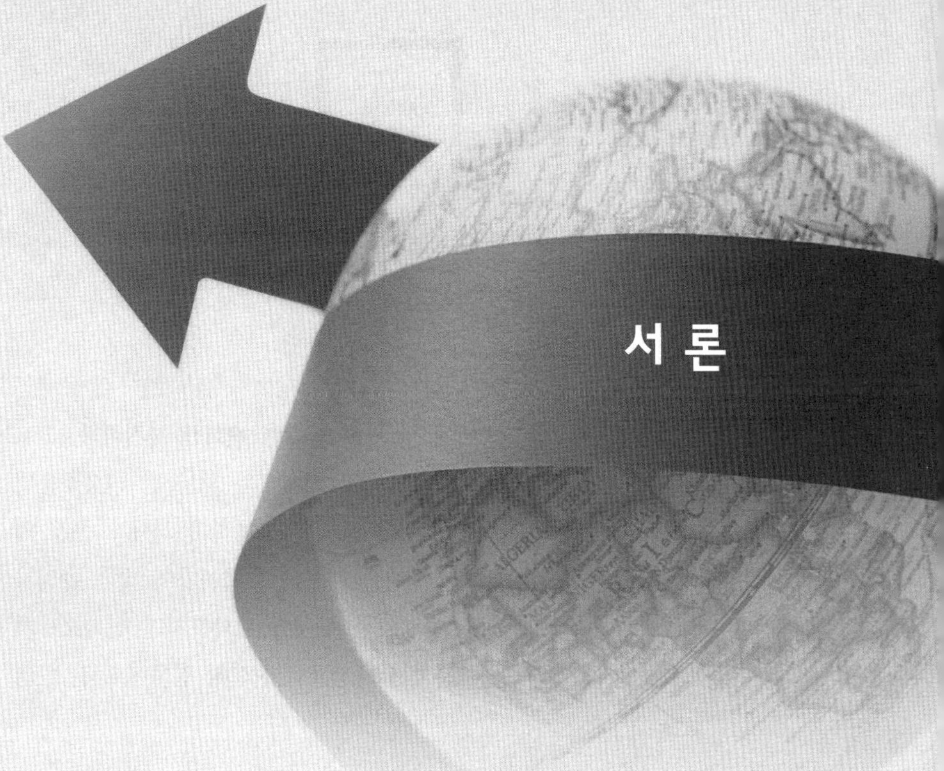

# 서 론

20세기 말과 21세기 초 우리는 미국에서 영어가 서툰 환자에게 제공하는 의료서비스에 영향을 미친 몇 가지 중대한 변화를 목격했다. 그로 인해 서로 문화와 언어가 판이하게 다른 의료진과 환자 간 의사소통의 본질에 대한 학술적 의문점들이 점차 드러났고 특히 통역사가 중간 역할로 참여하는 경우 과연 어떤 역할을 수행해야 하는가에 대한 논의가 촉발되기 시작했다. 이런 우려는 "제가 무엇을 도와드리면 될까요? 제 역할은 무엇인가요?"라 묻는 통역사 자신들의 현실적 질문에도 잘 반영되어 있다.

여러 변화 중에서도 의료통역 분야는 특히 놀랄 만큼 진화하고 있었다. 첫째, 1964년 민권법 제6편*Title VI, Civil Rights Act of 1964*에는 영어가 서툰 환자에게 의료서비스 이용을 보장해주기 위해 통역 전문가가 필요하다고 명시되어 있다. 이에 따라 의료기관을 위한 정부자금지원 프로그램에는 영어가 서툰 환자에게 통역서비스를 제공해야 한다는 규정이 생겼다(Allen 2000). 그와 동시에 의료통역 업체들은 윤리강령을 제정하고 출판하고 있으며, 인증을 취득하기 위해 노력하고 있다(캘리포니아의료통역사협회 2002, 매사추세츠의료통역사협회 1995). 연구자금을 후원하는 기관들은 문화 간 문제와 언어적 의사소통에 대해 점차 관심을 갖게 되었다. 2001년 로버트 우드 존슨*Robert Wood Johnson* 재단에서는 미국 내 라틴계 인구와 의료진 간 의사소통을 개선하자는 취지에서 <Hablamos Juntos>라는 1800만 달러 규모의 전국적 프로젝트를 지원했다. 이 책 집필 당시인 2000년도 인구통계(미국통계국, 2000년 5월)에 따르면 라틴 인구는 3533만 명으로 미국 전체 인구의 12.5%를 차지했으며 미국에서 가장 크고, 가장 빠르게 성장하는 인종/민족 집단이었다.

결국 의료기관에서 아동에게 통역사 역할을 맡기는 행위를 금지하는 법률(Yee, Diaz, and Spitzer 2003)과 2개 언어를 구사하는 경비직원 또는 정규 훈련을 거치지 아니한 통역사의 활용을 규탄하는 간행물(Allen 2000; Cambridge 1999; Marcus 2003)은 다수 언어를 사용하는 사회에서 비주류 언어 구사자가 받을 수 있는 의료서비스의 질에 대한 논쟁에 불을 지폈다.

또한 우리가 살아가는 이 힘겨운 시대에 직업으로서의 의료통역에 대한 인식과 의료통역사의 역할이 변화하고 있다는 사실을 목도할 수 있었다. 1990년대까지만 해도 의료통역은 대부분 임시*ad hoc* 통역사들이 맡는 그다지 선망 받지 못하는 유형의 통역으로 간주되었다. 의료 환경에서 일어나는 특수한 상호작용에 대한 이론적 기초가 부재한 상황에서 의료통역의 기준과 윤리적 원칙은 주로 회의나 법정통역에 기반을 둘 수밖에 없었다. 실제로 이런 기준과 원칙을 의료 환경에 그대로 적용시키기 일쑤였으며 의료통역의 복잡성에 대응할 수 있도록 제한적으로 수정한 후 적용하는 경우도 일부 있었다. 의료통역의 기준은 통역사의 역할을 중심으로 구축되었다.

이와 같은 변화기에 필자는 통번역 분야에서 다양한 체험을 했다. 영어가 서툰 환자가 다른 이들과 동등한 수준의 의사소통 및 의료서비스를 누릴 수 있도록 하는 일과 통역사의 다양한 역할을 연구했고, 통번역을 가르치기도 했으며, 통역사의 성과를 측정하는 평가방법 개발과 통역사 윤리강령 마련을 추진하는 다양한 전문협회에 속해 활발히 활동하기도 했다. 이 모든 경험을 통해 여러 통역사들과 접촉하고 이들을 관찰할 수 있었는데 필자는 흥미롭게도 많은 통역사들이 긴장 속에 생활하고 있음을 목격하게 되었다. 통역사에게 규정되는(강의실 내외에서 규칙으로 제시하는) 역할과 실제 통역 상황에서(병원, 회의, 법정, 학교, 크게는 사회공동체 안에서) 통역사가 맡게 되는 역할 사이에는 괴리가 있는 듯했다. 학교나 협회에서는 보이지 않는, 즉 비가시적인*invisible* 통역사의 역할을 주문하고 있다. 그러나 실제로 현장에서 일하는 통역사의 존재감은 너무나도 명백하다고 느껴진다.

## 우려사항과 궁금증

통역사의 규정된 역할과 실제 통역 현장에서의 현실 간 딜레마에 대해 필자는 하나의 우려 및 궁금증을 품게 되었다. 이는 이론과 실전의 괴리에 대한 우려사항으로 필자는 의료통역 분야 전반에서 일종의 환상을 기준으로 삼고 있는 현실이 문제라 생각한다(Metzger 1999). 즉, 통역사가 중립적이거나 보이지 않는 존재이며 통역사의 비가시성(非可視性)이 가능하거나 이상적이라는 인식이 문제인 것이다. 이론적 차원에서 볼 때 만약 통역의 지식기반이 비가시적 통역사라는 환상에 의거하고 있다면 이러한 환상이 가정하는 사실은 무엇이며, 그런 가정은 왜 존재하는가? 비가시적 통역사란 무엇을 의미하는가? 통역사는 어떻게 비가시적일 수 있으며 통역사가 아니라도 의사소통 상황에서 발언자가 어떻게 비가시적일 수 있는가? 비가시성에 대한 환상을 뒷받침할 관련 이론이 존재하는가? 통역의 성격 자체가 비가시성을 인정하지 않고 있는 분야(문화 간 의사소통, 개인 간 관계, 사회심리학, 2개 언어주의, 사회언어학, 문화인류학 등)들과 연결되는 상황에서 통역계는 계속해서 비가시성을 고집할 수 있는가? 통역사의 자아를 억제하고 사회적으로 고립시키며 비가시성이란 환상이 실현가능하다고 믿게 만드는 이데올로기는 무엇이며, 이런 이데올로기를 보전하는 기제는 무엇인가? 기초를 이루는 이론 없이는 그 어떤 분야도 발전할 수 없으며 환상에 기반을 둔 기초이론은 견고하다 볼 수 없다. 이는 심각한 우려 사항이다.

실전 상황에서 필자가 우려하는 점은 통역사의 비가시성에 대한 믿음이 일상적 의사소통을 통역사에 의존해야 하는(그중 일부는 우리 사회의 가장 취약한 계층인) 사람들과 통역사 자신들, 그리고 의료진의 삶에 미치는 영향이다. 사회적으로 통용이 안 되는 언어의 구사자는 의료서비스와 정보를 얻기 위해 통역사에게 전적으로 의존해야 한다. 통역사는 소수민족 언어를 구사하는 자들의 의사소통에 중대한 역할을 한다. 또 하나의 개인적 관심 사항은 절대적 가치라 인식되는 비가시성을 토대로 통역사들이 어떻게 일을 하는가이다. 더 지배적인 문화와 덜 지배적인 문화 사이에서 교량 역할을 한다는 것은 무엇을 의미하고 어떤 책임을 수반하는가? 통역사는 어느 정도의 책임을 받아들여야 하는가? 통역사는 사회나 전문통역협회에서 규정한 사항에 따라야 하는가 아니면 그 규정을 변경시킬 수 있는가? 통역사는 어떤 역할을 하고 싶어 하는가? 또한 일하면서 인맥을 사용하는가? 사용한다면 그 방식은? 통역사와 통역학 교수진 및 통역협회들은 비가시성이라는 명목 하에 이 같은 문제를 외면하고 있다. 이것이 필자가 우려하는 또 하나의 사항이다. 이러한 우려와 의문점 때문에 비가시적인 통역사라는 딜레마를 문제화하고 가시적인 통역사의 역할을 탐구하게 되었다. 이를 위해서는 우선 근본적 가정을 살펴볼 필요가 있다.

## 근본적 가정 모색: 통역과 의사소통의 민족학

의료통역에 대한 연구는 자연스런 환경에서 장기간 진행되어야 한다. 담화분석과 통역에 대한 철저한 연구(Davidson 2000; Metzger 1999; Roy 2000; Wadensjo 1998 등)는 통역사에게 주어진 중립성과 비가시성이란 역할에 이의를 제기하기 시작했다. 그러나 필자는 보다 많은 상호작용 사례를 조사해 기존 연구를 더욱 확장시키고 싶었다. 그 과정에서 알게 된 사실은 의료담화를 장기간 연구하게 되면 복잡한 사항이 많은 만큼 배우는 점도 많다는 것이다. 장기간 동안 연구를 진행해야 결과 도출에 오랜 시간을 소요하는 문제를 탐구할 수 있다.

그런 연유로 필자는 1999년 6월부터 2001년 4월까지 미국 북가주의 한 병원에서 일하는 의료통역사 팀과 동행하며 이들이 일하는 모습을 관찰하고 같이 일했다. 본 저에서 캘리포니아 호프*California Hope*라 칭하는 이 병원의 의료통역 사례를 연구하게 된 것은 탐구적 목적을 위해서였다. 의료통역사가 일하는 방식에 대한 우려와 의문점이 있었기 때문에 통역사의 역할을 민족지학적*ethnographic* 방식으로 접근하고자 했다(처음부터 가설 없이 시작함). 연구 진행 당시 의료통역 분야에 대한 학문적 모델이 존재하지 않았으므로(c.f. Berk-Seligson 1990 - 2개 언어가 사용되는 법정 연구) 이는 2개 언어를 사용하는 의료 환경에 대한 최초의 민족학 연구였다. 민족학 연구를 진행한다는 것은 보이는 것과 들리는 것 모두를 그 자리에서 관찰하고 기록하며, 겉으로는 매우 단순해 보이지만 실은 중요한 질문을 던지는 것을 의미했다. 또한 지식기반을 세울 수 있는 견실한 토대를 만들기 위해 파악한 정보를 서로 대조해보고 비교하는 등 꼼꼼하게 분석할 필요가 있었다.

다른 민족지학자들처럼 필자 역시 정보의 방대한 양에 간혹 당황하기도 했고 정보수집 절차를 도저히 끝내지 못할 것 같은 적도 있었다. 현장연구를 마치는 것은 쉽지 않았지만 더욱 힘들었던 것은 함께 일했던 사람들과 헤어져야 한다는 사실이었다. 병원의 다른 직원들과 경험을 공유하면서 우리는 서로의 삶의 일부가 된 느낌이었다. 비록 계속 캘리포니아 호프 병원에서 연구를 진행하며 병원 조직의 일부로 남고 싶은 생각도 굴뚝같았지만, 애초에 캘리포니아 호프 병원으로 가게 된 이유였던 우려사항과 궁금증을 해결해야만 했다. 민족학자의 역할은 연구

현장을 떠난 후 그간 파악한 내용을 책임감 있게 전달하는 일이다. 그것이 바로 이 책의 목적이기도 하다.

### 개요

제1장은 문화 간의 언어적 만남에서 통역사가 맡는 역할에 대한 논의로 시작한다. 즉 다른 패러다임에서 나타나는 통역사의 역할을 살펴보고 통역사가 직면하는 여러 도전과제를 포괄하는 역할 모델을 제시한다.

제2장에서는 환자와 의료진 간의 상호작용을 탐색한다. 환자와 의료진이 동일 언어와 문화적 배경을 공유하는 환경, 환자와 의료진이 동일 언어를 사용해 의사소통을 하지만 문화적 배경은 공유하지 않는 환경, 환자와 의료진이 문화와 언어 모두 공유하지 않기 때문에 통역사를 통해서만 의사소통이 가능한 환경 등 다양한 환경에서 긍정적 관계를 형성하는 것이 중요하다는 논의를 펼친다.

제3장에서는 통역사의 역할에 대한 폭넓은 논의를 가능케 하는 새로운 관점(사회심리학, 사회적 이론, 그리고 언어인류학의 접점)을 제시한다. 통역사의 역할을 인간관계의 구체적 유형 중 하나로 보고 그것을 더 큰 사회의 일부를 구성하는 제도 내에서 설명함으로써 사회적 요소들을 강조한다. 이를 통해 계급과 문화, 교육의 넓은 간극을 메우는 통역사의 역할을 명확히 알 수 있다.

제4장에서는 독자에게 캘리포니아 호프 병원을 소개한다. 병원 조직에서 신뢰를 쌓고 연구 진행 허가를 받은 절차, 그리고 본 연구의 현장으로 캘리포니아 호프 병원을 선택하게 된 이유를 설명한다. 또한 연구에 참가한 통역사들과 이들이 소속된 통역서비스실, 이들의 업무 공간과 일상적 업무에 대한 상세한 묘사도 곁들여 놓았다.

제5장에서는 이 연구를 진행하며 수집한 데이터(실물 자료, 진료예약의 음성녹음, 현장 기록, 인터뷰, 설문지 등)와 암호화 및 분석 절차의 윤곽을 그린다.

제6장에서는 캘리포니아 호프 병원 통역사의 구체적인 역할을 관찰한다. 병원에서 면담 또는 유선 상 진행되었던 통역의 사례를 제시하고 분석한다. 녹음된 통역의 다양한 단상을 통해 현장 통역사의 일반적인 근무양식을 엿볼 수 있으며 통역 과정에서 통역사들이 보이는 다양한 정도의 가시성도 목격할 수 있다.

제7장에서는 의료통역사들의 일과 고객, 극복해야 하는 난제와 폭발 직전의 스트레스 순간 및 자신들의 역할에 대한 이야기를 전한다.

제8장에서는 통역사들이 업무에 대해 말할 때 사용하는 일련의 은유적 표현을 짚어본다. 이런 은유적 표현은 이들이 생각하는 통역사의 역할과 실제 통역 상황에서 벌어지는 일 사이의 괴리에서 일어나는 긴장 상태를 반영한다. 이처럼 통역사의 역할에 대한 우려와 의문점을 돌아보고, 분석을 통해 논의와 결론을 도출해낸다. 또한 본 연구의 이론적이고 실용적인 시사점을 제시한다.

이 책은 연구자, 정책입안자, 통역사, 통역을 가르치고 배우는 사람, 의료전문가, 그리고 의사소통 전문가 등 다양한 독자를 위해 집필한 것이다. 문화 간 의사소통을 위한 통역에 관심을 갖는 연구자들은 사회심리학, 사회학, 언어인류학의 접점 측면에서 이 책의 내용을 유용하게 활용할 수 있을 것이다. 언어적 소수민족의 의료서비스 접근성 문제를 다루는 정책입안자나 연구자에게는 문화 간의 의사소통과 상호작용을 하는 통역이 흥미로운 연구 분야일 것이라 믿는다. 통역사와 통역학 교수들은 단순하다고 알려졌지만 실은 복잡다단한 과정인 통역에 대해 이 책에서 추가적 정보를 구할 수 있으며, 전문통역사협회는 통역분야의 교육과 인증 과정을 발전시키는 대화로부터 새로운 교훈을 얻을 수 있을 것이다. 의료전문가들은 통역사를 통한 의사소통의 장단점을 새로이 인식하게 될 것이며 독자는 의료통역의 복잡함을 직접 느낄 수 있을 것이라 본다. 의료통역에 대한 이 책의 묘사와 분석으로 새로운 의문점이 생기는 독자들도 여럿 있을 것이다. 의료서비스 현장에서 사람들이 소통하는 방법과 관련해 독자들이 이 책의 내용뿐 아니라 각자 자신이 몸담고 있는 분야의 이론 및 개념에 대해서도 의문을 제기하게 되는 것이 필자의 바람이다.

책의 내용에서는 지명과 개인의 실명을 최대한 감추려고 노력했다. 사생활을 보호하기 위해 모든 이름에 익명을 사용했으며 숫자는 반올림했다. 캘리포니아 호프 병원에서 연구 기간 동안 피치 못하게 많은 이들의 사생활에 침범했는데 그들의 대부분은 가장 취약한 상태에 놓인 환자들이었다. 필자는 현장에 참여하는 관찰자로서 내 역할과 존재 및 견해가 통역 상황에 미친 영향에 대해 기꺼이 책임을 지며 이 책을 쓰면서도 동일한 책임을 진다.

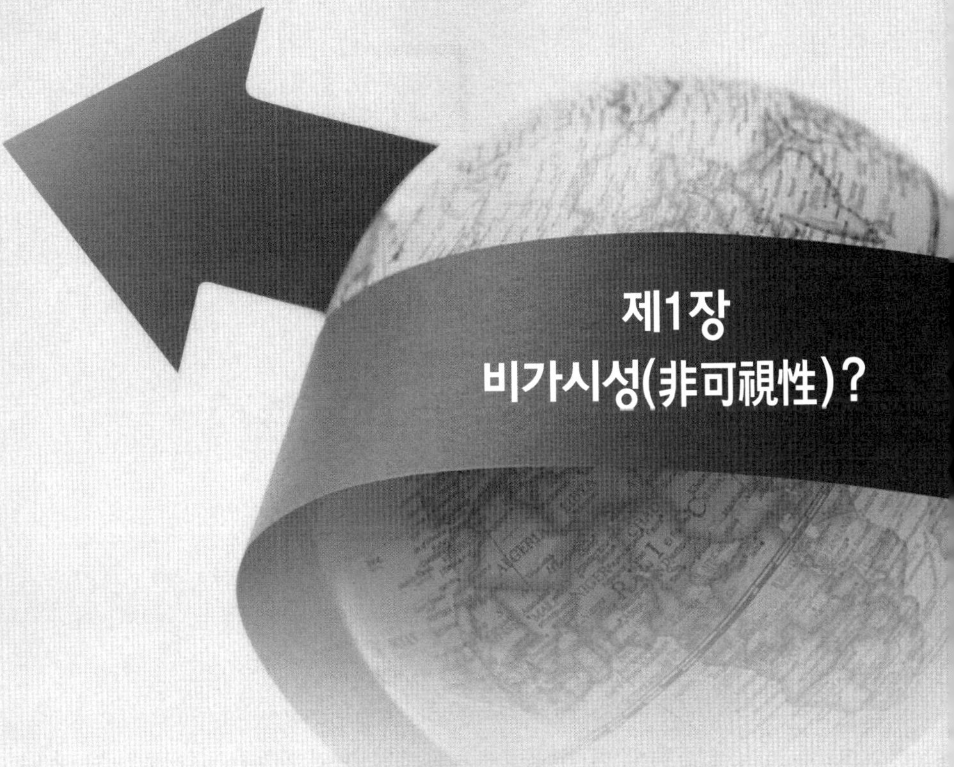

# 제1장 비가시성(非可視性)?

# 제 1 장

# 비가시성(非可視性)?

만약 물체의 외관과 본질이 바로 일치한다면 과학은 필요 없을 것이다.

- 칼 마르크스*Karl Marx*의 <자본론> 중

언어를 공유하지 않는 사람들 간의 의사소통은 항상 통역이나 번역을 통해 가능했다. 통역사는 주도적인 발언자, 덜 주도적인 발언자, 그리고 통역사로 이뤄진 공식의 한 요소를 구성한다. 2개 언어가 사용되는 경우 통역사의 역할은 다양한 형식을 띠게 된다. 예를 들어 통역사는 소수언어 사용자가 가능한 모든 서비스를 받을 수 있도록 도와주며, 그리함으로써 더욱 많은 기회를 제공한다. 이 중개 행위는 발언자의 사회적 현실을 이해해야 가능하다. 하지만 이와 반대로 통역사가 대화 당사자들의 사회적 요인을 무시하고 의미전달에만 신경을 쓸 수도 있다. 또는 통역사가 사회적 통용어를 구사하는 편에 서서 소수언어 구사자에게 정보만 전달하고 그 정보를 접하는 과정은 도와주지 않을 수도 있다. 이런 경우 통역사는 기회를 열어주는 사람이기보단 문지기(Davidson 2001)에 가깝다고 볼 수 있다. 언어 간의 접점에서 통역사가 어떤 역할을 맡든 간에, 사회적 통용어를 구사하지 못하는 사람들에게 통역사는 의사소통을 위해 매우 중요한 존재다.

통역사는 종종 비가시적인*invisible*, 즉 베일 뒤에 가려진 의사소통 해결사로 묘사된다. 이와 같은 비가시성 개념에서 통역사란 대화의 구성원이 아니라 의사소통 연계자 모델(Reddy 1979)의 언어를 바꿔주는 사람 정도로 여겨지고 있다. 따라서 통역사는 대화 당사자의 메시지가 담고 있는 실제 의미를 신경 써서 듣고 파악한 후 그 의미를 다른 언어로 가감 없이 전달해야 한다. 비가시성 인식 모델은 [그림 1]에 묘사되어 있다. 회의통역에 빗대어 보면 이런 생각은 하나의 낱말에는 오직 하나만의 의미만이 존재하며 이 의미에는 통역사의 공동창조가 허용되지 않는다는 전제를 뒷받침한다. 즉, 주어진 의미에는 단 하나의 정확한 번역이나 통역만이 존재한다.

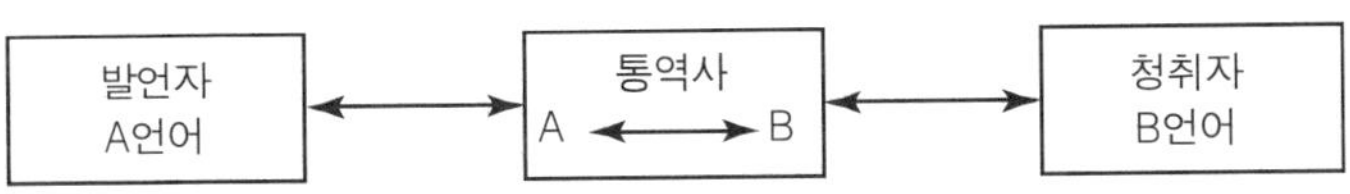


[그림 1] 비가시적 통역사(AIIC 2002; Seleskovitch와 Lederer 1989; Weber 1984에서 인용)

이와 같은 통역의 개념은 메시지의 여러 특성(의사소통 구성원들의 의도, 의사소통의 목표, 상호작용의 배경 등) 중에서 정확성을 가장 중요시한다. 비가시성이란 개념은 (1) 통역사와 발언자들 간의 상호작용이 없고(통역사의 참여를 통역으로만 제한함), (2) 발언자들끼리도 상호작용이 없고(몸짓 등), (3) 통역사와 발언자들이 상호작용에 사회적, 문화적 요소를 개입시키지 않기 때문에 통역이 사회적 진공상태에서 가능하다고 가정한다.

[그림 2]는 통역사의 역할을 조금 다르게 개념화한 모델이다. 이 관점에서 통역사는 필수적인 파트너, 즉 상호작용의 공동건설자로 여겨진다(Berk-Seligson 1990; Metzger 1999; Roy 1989, 2000; Wadensjo 1992, 1995, 1998). 통역사의 참여는 대화를 만들고 공동건설하며 수정하고 용이하게 만드는 과정에 걸쳐 드러난다. 통역을 상호작용으로 보는 접근방식은 기계적이거나 비가시적이라고 개념화된 통역사의 역할을 보다 적극적인 공동참여자로 전환시킨다.

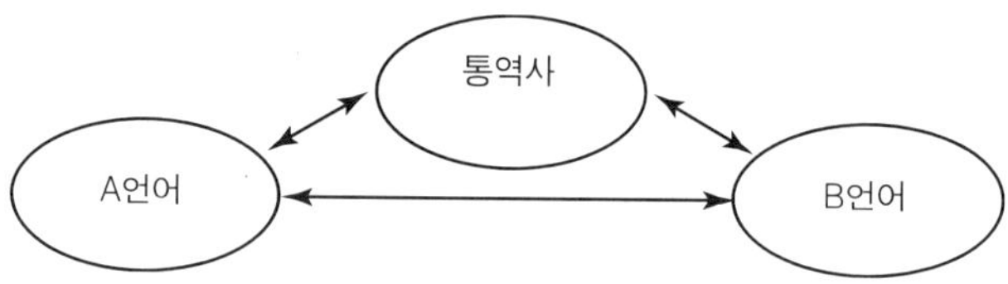


[그림 2] 공동건설자로서의 통역사(Berk-Seligson 1990; Metzger 1999; Roy 2000; Wadensjo 1998에서 인용)

사회언어학 연구는 참여자로서 통역사가 담당하는 여러 역할 간 중요 차이점을 역설하는데 이러한 차이점은 해당 통역 상황의 특성에 따라 달라진다(Hymes 1974). 통역사의 공동참여자 역할에 대해 담화분석을 이용한 광범위한 연구가 진행되었다(Davidson 1998, 2000, 2001; Metzger 1999; Roy 1989, 2000; Wadensjo 1995, 1998). 데이빗슨(Davidson 2001, 2002)과 메츠거(Metzger 1999)는 통역사의 상호작용 참여에 대한 연구에서 통역사의 중립성에 이의를 제기한다. 로이(Roy 2000)는 통역을 담화절차의 특수한 경우로 간주한다. 그는 미국 수화 통역사가 중재한 한 교수와 청각장애 학생 간의 면담을 심도 있게 분석해 통역사가 적극적으로 상호작용에 참여하는 모습을 보여준다. 로이는 고프맨*Goffman*의 역할의 틀*Framework of Roles*(1981) 모델을 사용하면서 통역사의 역할이 단순한 메시지 전달에서 대화 관리 및 조율로 변화했음을 설명한다(2000: 111). 로이는 또한 참여자가 직접 통역사에게 말을 걸고 통역사가 참여자에게 답변하는 두 가지 특정 상황을 분석했으며, 돌아가며 발언하는 순서에 초점을 두고 "의사소통의 흐름과 유지의 책임"이라는 관점에서 통역사의 역할을 분석했다(2000: 121). 실제 현장에서 통역사의 통역 현실을 보는 대신 통역사가 "어떻게 통역해야 한다"는 원칙을 규정하는 통역학 저서들의 규범적 특징에 의문을 제기하기 위해 메츠거와 와덴스조(Wadensjo 1998)는 고프맨의 역할의 틀을 사용한다(1998: 83).

상기 명시한 학자들은 상호작용에서 통역사의 공동참여자 역할을 지속적으로 연구해야 한다고 주장한다. 또한 이들은 통역이 사회적 진공 상태에서 이뤄지는 것이 아니며 상호작용이 일어나는 사회적 배경 하에서 통역사가 맡는 역할을 묘사하는 것이 중요하다는 점을 강조한다. 이런 학문적 요구에 응하기 위해 필자는 의료 환경에서 나타나는 통역사의 가시적*visible* 역할을 조사했다.

가시적 통역사라는 개념은 통역사가 언어적 상호작용의 적극적인 참여자라는 사실 그 이상을 의미하며 통역사의 능력을 고려한다. 이 책에서 제시하는 가시적인 통역사란 언어적으로 존재를 드러내는 동시에 상호작용에 참여하는 다른 당사자들과 현실의 의미를 공동 창조할 수 있게 되는 모든 사회적, 문화적 요소를 갖춘 통역사의 모습을 의미한다. 통역사는 권력, 지위, 단결력, 성, 나이, 인종, 민족성, 국적, 사회경제적 지위, 또는 통역 상황에 적용되는 문화적 규범과 사회적 청사진 등에 대한 자신의 진지한 견해를 갖고 상호작용에 참여하게 된다. 또한 이런 모든 요소를 활용해서 현실을 창조하고 해석한다. 이 모든 사회적 요소에 대한 통역사의 관점은 동일한 사회 요소에 대한 대화 참여자들의 관점과 상호작용한다. 그러나 사회 구성원으로서 통역사는 의사소통 과정에서 단지 공동창조와 상호작용만을 하지 않는다. 예를 들자면 통역사는 기회를 연결해 주거나 정보의 접근을 용이하게 해서 상호작용의 결과를 바꿀 수 있는 영향력을 지닌 당사자다. 실제적 기능을 가진 가시적인 공동참여자인 것이다.

가시성 모델은 통역이 있는 대화*interpreted communicative event (ICE)*의 수많은 요소로 인해 매우 복잡하다. 첫째, 통역은 사회적 진공 상태가 아니라 사회의 규범이 스며든 제도 내에서 이루어진다. 그 결과 여러 겹의 제도적, 사회적 영향들이 통역 과정을 더욱 복잡하게 만든다. 둘째, 통역 상황의 모든 구성원이 각자의 사회적 요소(인종, 민족성, 연령, 성별, 사회경제적 지위)를 드러내기 때문에 통역이 있는 대화는 한층 복잡해진다. 마지막으로 통역은 그 특성상 이와 같은 모든 사회적 요소를 다 관리하고 긴장 상황에서 여러 언어와 문화 사이의 정보를 처리해야 하는 매우 정교한 과정이다.

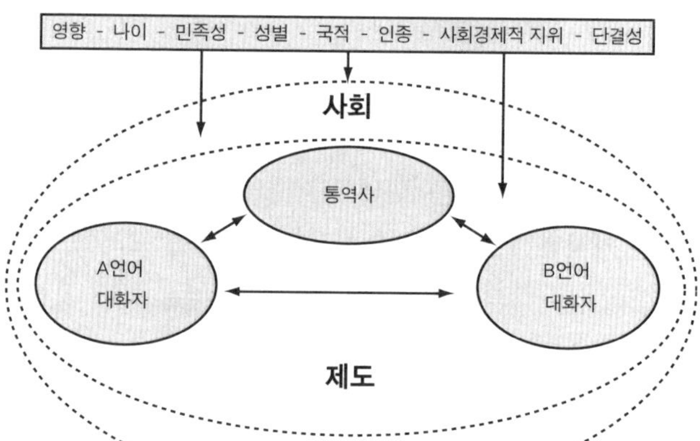


[그림 3] 가시적 통역사(Angelelli 2001)

[그림 3]에는 가시적인 통역사의 복잡한 역할이 묘사되어 있다. 그림 상단의 박스는 여러 문화적 규범과 청사진을 상징한다. 바깥의 원은 사회가 이런 문화적 규범과 청사진을 어떻게 실행에 옮기는지 보여주고,

중심의 원은 제도 내에서 문화적 규범과 청사진의 영향과 재창조를 의미한다. 이 원 안에는 또 다른 일련의 제도적 규범과 청사진이 존재하는데 이는 그 경계 내에서 일어나는 상호작용에 흡수됨으로써 재구성되고 사용된다. 안쪽의 원 안에서 발언자들은 상호작용에 자신들의 신념, 태도, 성별, 인종, 민족성, 그리고 사회경제적 지위 등의 요소에 대한 고정관념을 반영시킨다. 통역사도 상호작용 내에서 만들어지고, 공동 창조되고, 재실행되는 자신의 사고와 고정관념을 갖고 통역에 임한다. 통역이 진행되면서 통역사는 언어에 대한 지식이나 언어 전환 능력, 또는 발언 순시를 정하는 능력뿐 아니라 자아 자체를 통역에 반영시킨다. 통역사는 자아를 통해 권한*agency*과 힘을 행사하며 이는 상호작용의 결과를 바꾸어 놓는 다양한 행동을 통해 드러난다. 통역사는 비가시적이라기보다 가시적이며, 존재감이 없는 것이 아니라 실체적으로 자신을 드러낸다.

필자는 버크-세릭슨(Berk-Seligson 1990), 데이빗슨(1998), 메츠거(1999), 프린스(Prince 1986), 로이(1989, 2000) 와덴스조(1998) 등의 기존 연구를 발전시킨 모델을 토대로 이 책을 집필했다. 이 모델의 핵심 관점은 다음과 같다. 더 주도적인 언어 구사자와 덜 주도적인 언어 구사자 사이에 비대칭적 관계가 성립하는 대화 상황의 구성원으로서 통역사는(Hymes 1974) 힘과 단결력에 대한 뿌리 깊은 관념을 지닌다(Davidson 2000, 2001).

다른 사람들처럼 통역사도 사회적 요소에 대한 자신만의 견고한 견해를 갖고 있으며, 대화를 통역하고 상호작용하는 동안에도 이러한 견해를 지니고 있다(Brewer 1988; Festinger 1954; Stouffer et al. 1949).

가시성 모델은 통역이 진행되는 동안 의도적이자 적극적으로 이런 사안을 관리할 수 있는 통역사를 제시한다. 하지만 실전 상황에서 통역사들이 항상 이 모델에 부합하는 모습을 보여주지는 않는다. 통역사의 역할은 비가시적인 언어적 소통수단*language modem*을 넘어 가시적인 공동참여자로 확대된다. 이 모델은 통역사가 대인적이고 사회정치적인 능력뿐 아니라 통역 서적에 서술된 언어적, 심리언어학적 능력도 지니고 있다고 가정한다.

가시성과 참여는 단지 대화의 언어적 공동창조에만 존재하는 것이 아니라 아래와 같은 경우에도 필수적이다.

- 문화적 차이와 언어 장벽을 이해시키고자 하는 경우
- 의사소통이 메시지의 내용과 뉘앙스에 영향을 주는 경우
- 대화 참여자들 사이의 신뢰를 구축하고자 하는 경우
- 상호존중을 용이하게 만들고자 하는 경우
- 대화 참여자들이 대화에 편하게 임할 수 있게 하고자 하는 경우
- (대화 참여자 한 쪽의 편에 섬으로써) 대화를 균형 있게(또는 불균형하게) 만들고자 하는 경우
- 자신이 대화 참여자 한 쪽의 편에 서거나 타인이 그렇게 하도록 유도하는 경우
- 요구되거나 주어진 정보를 관리하는 경우

통역사의 존재감은 다음과 같은 상황에서 드러나게 된다. (1) 자아를 통역 상황의 한 구성원으로 소개하거나 스스로 그렇게 여김으로써 공동참여자(Metzger 1999; Roy 2000; Wadensjo 1998)와 공동건설자(Davidson 1998, 2000, 2001)가 된다. (2) 의사소통의 규칙을 세워(번갈아 말하기 등) 정보의 흐름을 통제한다(Roy 2003). (3) 부연설명을 하거나 단어와 개념을 설명한다(Davidson 1998, 2000). (4) 메시지의 언어사용역*register*을 높였다 낮췄다 한다(Angelelli 2001). (5) 정보를 여과한다(Davidson 1998). (6) 대화 참여자 한쪽의 편에 선다(Wadensjo 1998). (7) 통역 상황에서 참여자 한 쪽을 대신한다(Roy 2000).

반면 통역사가 이 연속체의 정반대점에 위치한다고 가정하는 경우 통역사는 대화 참여자들이 메시지를 이해하거나 공동 창조하는지에 대해 관심이 없고 단지 주어진 정보를 다른 언어로 옮기는 역할만 한다. 이런 통역사는 정보의 흐름을(통제하는 것이 아니라) 단순히 따라가고 언어 사용역의 차이를 무시한다. 또한 대화 참여자가 메시지를 접했는지 또는 이해했는지 여부에 무관심하며 문화 간의 중개 역할에서 적극적이지 않으며 단지 메시지 전달과 언어적 차원에서만 신경을 쓴다.

의료통역사의 역할에 대한 민족지학적 연구를 진행하는 과정에서 22개월 동안 10명의 통역사를 밀착 연구하며 392건의 ICE에 대한 데이터를 수집했다. 이 데이터에서 의미를 추출하기 위해서는 먼저 의료 환경에서의 통역에 대한 기존 연구자료를 고려해야 한다.

## 1. 기존의 의료통역 연구

의료상담과 통역사의 역할은 다양한 연구의 주제로 쓰였다(Bolden 2000; Cambridge 1999; Davidson 1998, 2000, 2001; Kaufert and Putsch 1997; Metzger 1999; Prince 1986; Shuy 1976; Wadensjo 1998).

언어 간 의사소통에 대해 볼든(Bolden 2000)은 영어를 구사하는 의사와 노어를 구사하는 환자 간 2차례에 걸친 면담을 분석한다. 볼든은 병력 확인 과정에서 환자와 의료진 간의 상호작용을 구성하는데 통역사가 담당하는 역할을 살펴본다. 그는 통역사가 상호작용에 참여하지 않고 단지 언어만 바꿔주는 사람이라는 이미지에 이의를 제기하며 통역사는 환자로부터 중요한 의학적 정보를 받아 의료진에게 전달한다는 것을 보여준다. 또 다른 언어학적 그룹에 초점을 맞추어보지면 케임브리지(Cambridge 1999)는 일반의와 스페인어권 환자(연구 자원자) 간의 즉석 모의 상담 7건을 분석한다. 통역은 전문적 통역 훈련을 받지 못한 스페인어 원어민이 맡았다. 결과를 보면 모든 참여자가 반드시 적절한 발언자 역할을 이행하지 않으며 통역 상황에서 상호 간 공통분모가 부족해 위험이 따를 수도 있다는 점을 알 수 있다.

영어와 스페인어를 사용하는 위와 비슷한 환경에서 데이빗슨(Davidson 1998)은 통역사가 중재한 의료담화를 살펴본다. 그는 통역 상황에서 상호성과 의미의 형성을 분석해 자신의 모델을 제시한다. 그리고 총 50개의 통역 면담 자료에서 단일 언어로 진행된 의료상담 10개와 통역을 거친 의료상담 10개를 뽑은 후 면담 20개 모두에 이 모델을 적용시킨다. 데이빗슨은 대화를 통역하는데 어려운 점은 상호이해의 구축과 의미 있고 유용한 내용의 정확한 변환이며, 통역사의 언어 촉진자 역할은 상호작용의 참여자가 누구냐에 따라 크게 변화한다는 결론을 내린다. 의사에게 통역사는 환자와 의사소통을 가능케 해주는 수단이며, 환자에게 통역사는 대화 상대자이다. 그 이후의 저서에서 데이빗슨(2000)은 통역사의 업무적 주변 환경을 살펴보고, 통역사의 행동양식을 역사적이고 제도적인 배경에 비추어 볼 필요가 있다고 주장한다. 그는 통역사가 단지 의미를 변환해주는 기계적 역할만 하는 것이 아니라 의료진과 손잡고 진단 과정의 적극적인 참여자로 활약함으로써 통역을 해주는 대상인 새 이민자들의 문지기 역할까지 한다고 주장한다(2001).

이처럼 여러 언어가 쓰이는 환경에서 프린스(1986)는 질문을 분석의 단위로 삼아 의사와 환자 간의 대화를 연구한다. 그는 의사와 환자 간 상담 중에 질문과 답변의 수가 맞지 않는다고 보고한다. 정보를 얻기 위한 질문은 대부분 의사가 제시하고 통역사가 환자에게 스스로 질문하는 경우는 오직 1퍼센트 정도밖에 되지 않는다. 담화의 과정에서 발견한 통역사가 범하는 3가지 왜곡 현상은 (1) 질문을 통역하는 대신 이에 답변을 하고(보통 환자-대리인 모델에서 볼 수 있다) (2) 미완성의 통역을 하기도 하며(보통 여러 부분으로 이루어진 질문에서 나타난다) (3) 오역도 한다는 것이었다(용어가 너무 전문적이어서 이해하지 못하거나 의사나 통역사, 환자의 언어 구사력 부족 때문, 또는 잘못 듣거나 정보를 확인하지 않았기 때문일 수 있다). 의료상담에서는 질문을 통해 정보를 추출해내는 것이 매우 중요하다. 그러나 슈이(Shuy 1976)가 주장했듯이 이같이 정보를 이끌어 내는 방식에서는 일반적으로 언어 문화적 차이와 상호작용의 목표 및 이해의 엇갈림 때문에 많은 문제점이 야기된다. 코퍼트와 푸치(1997)는 응급 상황에서 2개의 문화적 제도가 대립하는 상황에 처한 의료진의 딜레마를 살펴본다. 이들의 연구에서는 직장에서 매일 펼쳐지는 통역사의 긴장 상태와 윤리적 딜레마를 고려하며, 통역사가 전달한 충분한 정보를 접한 후 환자가 진료 동의나 자신의 죽음에 대해 내리는 결정에 초점을 맞춘다. 연구에 사용된 사례는 캐나다 위니펙*Winnipeg*에서 토착민 의료통역사들이 담당하는 역할에 대한 대대적인 민족지학적 연구의 일부였으며 미국 시애틀에서 의료진이 관찰한 결과 또한 포함했다. 의료 상황에서 진행되는 의사소통의 권력과 지배력 문제, 다문화적 의료 업무에서 언어주의가 제시하는 난제, 또한 통역사의 역할을 주로 토론한다. 저자들은 특정 통역사 단체가 만들어낸 도덕적 규범에서 정의하는 통역사의 중립성에 이의를 제기하며, 통역사가 환자의 옹호자로 나설 수 있게 도덕규범이 바뀌어야 한다고 주장한다(77쪽). 이들은 의료통역이 보통 서로 큰 차이를 보이는 문화, 계층, 언어 간에 이뤄지기 때문에 법정이나 사업, 또는 국제협상 환경의 통역과 다르다고 주장한다. 상호 간의 이해 공유를 유도하기 위한 노력의 일환으로 의료통역사는 필요한 경우 부연설명을 하고 문화적 중개 역할을 해야 한다(75쪽). 코퍼트와 푸치는 통역기술에 대한 관점을 확대해 문화적 중개, 협상, (환자와 환자의 친척, 그리고 기관과의) 팀워크를 접목시켰다.

영어와 수화 의료상담을 살펴보면서 메츠거(1999)는 2개의 사례를 분석하고, 통역이 있는 대화(ICE)에 통역사가 미치는 영향을 비교한다.

첫째 사례는 통역을 공부하는 학생이 통역한 의료상담의 역할놀이를 녹화한 것이며, 두 번째 사례는 전문적 통역사가 통역을 맡은 실제 의료상담이다. 그는 통역사가 양방향 담화에 아무런 영향을 끼치지 않고 통역을 할 수 있는지 연구하기 위해 틀*frame* 이론과 고프맨의 발판*footing* 개념을 적용시켰다. 그는 통역사가 통역하면서 스스로 추가하는 말을 통해 근본적 메시지의 기본(발판)을 잘못 전할 수 있고, 이를 통해 ICE에 영향을 끼칠 수 있다는 결론을 내린다.

와덴스조(1998)는 발언자 사이 책임의 분배를 언급하면서 중립성을 문제화한다. 그는 주로 상호작용의 진전과 내용에 대한 책임이 대화 안에서 그리고 대화를 통해서 어떻게 분배되는지 살펴본다(1998; 112). 그는 ICE의 분석에서 상호작용이 일어나는 동안 통역사의 역할은 단지 정보를 전달하는 기존의 채널 그 이상이라고 결론짓는다. 그는 통역사가 발언자와 의미를 공동건설하며, 통역이 진행되는 동안의 책임은 대화의 모든 참여자들이 공동 부담한다고 말한다. 즉, 통역사가 담당하는 의미의 공동건설과 대화 구성원같은 책임을 살펴보면 언어코드 변환과 정보처리 등 외로 통역사가 보여주는 다른 기술을 더 쉽게 이해할 수 있다. 코퍼트와 푸치의 경우와 같이 와덴스조 역시 전통적으로 간과되었던 사회적 통역 기술을 자신의 저서에서 재조명한다.

제1장의 머리말에 등장했던 마르크스의 명언은 물건의 외관이 꼭 본질을 반영하는 것은 아니라는 점을 우리에게 일깨워 준다. 통역에 대한 논의에서 지금까지 우리는 통역사를 비가시적 언어변환자, 공동참여자, 그리고 가시성의 연속체 안에 존재하는 가시적 발언자로 바라보았다. 통역에서 언어적 차이는 통역사의 역할을 결정짓는 유일한 요소가 아니다. 의사와의 만남은 사용하는 언어가 1개인가 2개인가와 관계없이 그 특성 상 복잡할 수밖에 없다. 다음 장에서는 이러한 복잡성이 통역사의 가시적인 역할에 의해 어떻게 영향을 받는지 알아본다.

# 제2장
# 의료상담의 의사소통

# 제 2 장

# 의료상담의 의사소통

태초에 관계가 있었다.

- 마틴 부버*Martin Buber*의 <나와 너> 중(1970:69)

## 1. 의사-환자 관계의 본질

관계란 두 주체 간의 체계적이거나 자발적인 교제 상태를 의미한다(Random House Webster's Dictionary 1997). 인간관계는 평생에 걸쳐 매우 중요한 역할을 한다(Adler 2002). 모든 인간관계에서 개인은 서로 유대를 맺는데 이는 언어적, 비언어적 의사소통 과정을 통해 형성된다. 의사소통 없이 성공적 관계를 구축하기란 불가능하다. 실제로 원만하지 못한 관계조차도 상당 부분 개인 간 의사소통 과정에 좌우된다.

성공적 관계 구축에 있어 효과적 의사소통의 중요성을 보여주는 좋은 사례는 의료진*healthcare provider*과 환자 간 면담 상황이다. 의료진과 환자 간 의사소통은 언어적, 비언어적 상호작용 모두를 포함한다(Lee, Back, Block, and Stewart 2002). 오늘날의 의사들은 과거 어느 때보다 교육수준이 높고 전문적이지만, 환자와 효과적으로 의사소통하지 못하는 경우가 종종 발생한다(Jacob et al. 2001). 의료진과 환자가 서로 다른 문화권에 속한 경우 이런 문제가 특히 두드러진다. 의사와 환자 간 대화가 진단에 미치는 중요성 및 그 치료적 효과는 입증된 지 오래다. 의료진과 환자의 관계에 대한 연구에 따르면 의사소통이 더 효과적일수록 환자의 만족도와 진료 결과가 향상될 수 있다고 한다(Rosenberg, Lussier, and Beaudoin 1997).

의료진과 환자 간 면담 상황을 언급할 때, 상호작용*interaction*과 관계*relationship*라는 용어를 혼동하지 않는 것이 중요하다. 두 용어는 서로 대체해서 쓸 수 없다. 환자와 의료진 간 상호작용은 관찰 가능한 행동의 교류라는 특성을 띠는데 반해, 이들 간의 관계는 배려, 염려, 존중, 연민 등 더 주관적인 특성을 띤다(Zoppi and Epstein 2002). <의학과 가정>에서 캔디브(Candib 1995)는 의료인이 환자를 정성으로 돌보는 관계 구축 방법을 제안한다. 캔디브는 의료진은 헌신과 자기관리*self-conduct*로써 환자에 대한 정성을 표현하며 그들이 드러내는 진솔한 모습이 진정성을 나타내는 척도가 된다고 지적했다. 프레이(Frey 1998)는 진료결과 측면에서 의사-환자 관계가 의료 서비스의 제공 그 자체보다 더 중요하다고 주장한다. 의사와 친밀한 관계를 유지하는 환자는 만족도가 더 높고 질병에 대한 염려를 덜 하며, 치료방법을 준수하고, 다른 의사 소개를 요구하는 빈도가 더 낮은 것으로 드러났다(Ferguson and Candib 2002; Zoppi and Epstein 2002). 통역사가 의료상담에 참여할 경우, 상호작용과 관계의 구별은 특히 중요하다. 통역사는 상호작용(특정한 면담)에 참여하는 것인가, 아니면 관계(주관적 특성으로 규정되는 교제)의 일부를 형성하는가? 만약 통역사의 참여를 관계의 핵심 요소라 간주한다면 관계를 맺는 상대는 정확히 누구인가?

애들러(Adler 2002)는 의사와 환자 간 협력관계를 질병에 함께 맞서 싸우는 협력자들의 치료를 위한 동맹으로 규정한다. 애들러의 정의는 통역사의 의무를 기술하지 않고 있기 때문에 과연 질병과의 싸움에 일시적으로 참여하는 방문자(Angelelli 2000)(통역이 있는 대화(ICE)에 참여하는 통역사 등)를 이 과정의 핵심 요소로 볼 수 있을지에 대한 의문이 제기된다. 의료진과 환자 간 협력은 환자의 자립도를 높이고 이를 통해 더욱 자립성을 갖추게 된 환자는 충분한 정보를 바탕으로 결정을 내릴 수 있게 된다. 캔디브(1995)가 기술한 형태 등의 유대관계가 형성된다면 이와 같은 협력이 용이해지고 불화가 발생할 가능성이 낮아진다. 문제가 발생할 경우 환자는 정서적 유대관계를 구축한 상대보다 냉담하고 권위적인 인물에게 책임을 물을 가능성이 더 높다. 또한 이런 정서적 유대관계는 경험을 공동으로 처리하는 사회심리학적으로 긍정적인 현상을 촉진한다. 사회심리학적으로 정성어린 진료 형태를 경험하게 되면 환자는 더욱 편안하게 느낀다. 의료상담에서 의료진이 환자를 단순히 증상을 보고하는 사람이 아닌 협력자로 바라본다면 환자는 스스럼없이 질문하고 우려사항을 표현하게 되며, 질병이나 치료 계획에 대한 유용한 정보를 얻을 가능성이 더 높아진다. 애들러(2002)는 의사와 환자 간 정성어린 관계가 여러 가지 긍정적 결과를 낳는다고 지적한다. 병력 *medical history*의 완성도, 진료판단의 효과, 진단 정확도를 향상시킬 수 있고, 처방의 비용효율을 높일 수 있다. 또 환자가 약물요법에서 위약에도 반응을 나타내거나, 만족도와 이해도가 증가하여 치료계획을 더욱 충실히 따르게 된다. 의료진과 환자 간 관계가 원만할수록 치료 결과는 나아진다.

그런데 의료진과 환자 간에 진정한 협력관계가 존재할 수 있을까? 특히 두 사람이 다른 문화권에 속한 경우 이것이 가능한가? 통역사의 존재가 의료진과 환자 간 관계에 어떤 영향을 미치는가? 통역사는 관계 개선의 역할을 하는가 혹은 방해가 되는가? 아니면 아무런 영향도 주지 않는가? 엥겔(Engel 1981)이 최초로 서술한 의사-환자 관계의 생물심리사회적 이론체계는 환자 중심의 의료에 중점을 두고 세심한 의료서비스에 대한 지침을 제공한다. 이 이론체계는 의사와 환자 간 교류를 환자중심의 면담이라고 언급하며, 이 과정에서 의사는 환자의 증상을 파악하려고 할 뿐만 아니라 환자가 생각, 느낌, 기대를 자유롭게 표현하도록 유도한다. 의료상담에서의 대화는 환자가 애초에 질병을 의심하게 된 내적 경험을 의사에게 잘 알릴 수 있는 유일한 수단이기 때문에 의사와 환자 간 관계에서 무엇보다도 중요하다(p. 121). 환자중심 접근법은 진료 결과의 향상으로 이어진다는 보고도 있었다(Rivadeneyra, Elderkin-Thompson, Silver, and Waitzkin 2000).

엥겔(1988)은 생물심리사회적 모델의 기능을 설명하며, 관계와 대화가 진료결과에 미치는 중요성을 논한다.

"진료상황에서의 과학적 연구를 위해 관계와 대화가 필수요건이라는 인식은 의료상담 자체에서 인간적 요소와 과학적 요소가 자연스럽게 만난다는 사실을 강조하게 된다. 이는 과학이 인간 활동임을 의미할 뿐 아니라, 진료영역에서 필요한 대인 관계 맺기란 상호보완적이고 기본적인 인간의 욕구를 바탕으로 한다는 의미이기도 하다. 특히, 상대를 알아가고 이해하는 동시에 상대가 자신을 알아주고 이해해주길 바라는 욕구가 그 토대가 된다. (...) 환자 입장에서 의사가 자신을 이해한다는 느낌은 단순히 의사가 자신의 증상과 문제점이 무엇인지 "파악"하는 것 이상의 의미를 갖는다. (...) 의사가 환자를 한 사람이자 동등한 인간으로서 이해하려 하고, 환자의 경험과 상황을 이해하려는 노력을 보이는 것이 전적으로 중요하다."(pp. 124-5)

로터(Roter 2002)는 환자중심 만남에서 치료목적의 대화는 생물의학 이론보다 생물심리사회적 이론에 바탕을 두고 있다고 설명한다. 치료목적 대화 상황에서 환자는 대화에 적극적으로 참여하고 의사는 열린 자세로 환자의 견해에 대응한다. 의사는 환자의 우려사항, 기대, 선호하는 치료법을 파악하며 이 과정에서 공감대가 형성된다.(의료상담에서 환자와 의사의 관점 통합을 더 정확히 반영하기 위해) 관계중심 의료라 불리는 이러한 접근법은 의사가 인종, 성별, 문화권, 성격, 삶의 경험과 상관없이 환자와 공감대를 형성하는 데 도움을 준다. 만약 통역사가 이 상황에 참여한다면, 환자와 의사 모두 서로에게 말하는 대신 통역사에게 의사를 전달하게 될 것이다. 통역사의 존재가 관계중심 의료의 역학에 영향을 미친다면, 과연 어떤 영향을 갖는가?

로터는 관계중심 방문 진료는 "의학적으로 실용적이고 유익하고 촉진적이며 빨리 반응할 수 있고 참여적인" 특성을 지닌다고 지적한다(2002: 390). 의학적으로 실용적이라는 말은 의사와 환자 관계가 해당 의료(서비스) 제공 체계 틀 안에서 방문 진료의 기능인 진료를 가능하게 한다는 의미이다.

"촉진적"이라는 말은 의사-환자 관계에서 환자의 모든 걱정과 방문 목적을 표현하도록 유도한다는 의미이다. 환자가 자신의 질환에 대해 이야기함으로써 의사와 환자 양측 모두 그 질환의 의미를 통합적으로 분석하고 해석할 수 있다. 그러나 의료 통역사가 그 내용을 확장하거나 요약해 통역하는 경우, 상기 방법이 여전히 효과적일지는 고민해 보아야 한다. 환자의 질병 경험은 흔히 그 질병으로 인해 가족 및 사회의 구성원, 직장인같은 역할이나 관계, 기분, 감정에 어떤 영향을 받았는지에 드러난다. 이런 사회심리학적 경험이 모든 후속 치료에서 환자의 관점을 결정짓는다(Roter 2002).

그러므로 의료상담은 환자의 감정 상태나 우려를 잘 반영해야 한다. 의사 측에서 환자의 느낌과 감정에 대해 집중적 질문을 할 뿐 아니라 환자에 대한 지지와 공감, 그 질병에 대한 우려 및 치료의 정당화를 표현하는 것이 공감대 형성의 중요한 요소이다. 환자에게는 의사가 자신의 이야기를 듣고 이해한다는 느낌을 받는 것이 중요하다. 관련이 없다고 판단하는 정보를 여과해서 처리하는 통역사는 이런 과정의 방해자가 되는 것일까?

대부분의 환자는 의사에게서 최대한의 정보를 얻고자 하며 전문적 정보과 생활 속의 권고사항을 함께 전달받고자 하는 경우가 많다. 의사는 환자에게 이런 정보를 유익하고도 이해하기 쉽게 제공해야 한다. 의사와 환자가 다른 언어를 사용하는 경우 통역사를 통해 정보를 제공해야 한다. 환자가 이 같은 정보를 접근할 수 있는 것이 중요한데, 정보접근이 (1) 질병으로 인한 불확실성에 대한 대비능력을 키워주고, (2) 환자의 행동을 결정하는데 도움을 주기 때문이다(Roter 2002).

의사와 환자 간 관계는 또한 참여적이어야 한다. 의사는 환자가 질병 및 치료에 대한 의사결정과정에서 책임 있는 역할을 하도록 지원할 의무가 있다. 그러나 적극적인 역할을 수행하려 하지 않는 환자들도 출신 문화권이나 사용언어에 관계없이 존재한다. 앞으로 살펴보겠지만 의료상담에 통역사가 참석할 경우 실제로 누가 참여자 역할을 하는지(의료진, 환자, 혹은 통역사) 그 경계가 불분명해지기 때문에 상호작용의 복잡성이 증가한다.

## 2. 다른 언어를 사용하는 의사와 환자 간 소통 문제

코퍼트와 푸치(Kaufert and Putsch 1997)가 지적했듯이, 의료 대화의 성격은 적대적이지 않아야 한다. 의료 상황에서 대화는 상호 이해를 기본 목적으로 삼는다. 따라서 명확한 언어적 의사소통이 효과적인 의료상담의 필수 요건이다. 환자와 의료진이 동일한 언어를 학습했다 하더라도 불완전한 의사소통으로 당사자 간에 오해나 왜곡이 발생할 수 있다(Kaufert and Putsch 1997). 로터(2002)는 "의사소통을 좌우하는 기본 원칙이 불분명하거나 불명확할 경우에" 의사와 환자 간 의사소통이 훨씬 더 복잡해진다고 지적한다. "환자와 의사의 제1언어가 다르거나 환자의 제한된 언어구사력으로 인해 의사표현이나 이해에 제약이 생길 경우 이런 문제가 발생하게 된다."(p. 390)

2000년 미국 인구조사에 따르면 약 2천1백만 명의 미국인의 영어구사력이 제한적이라고 한다(US Census 2000). 방대한 인종적, 언어적 다양성을 가진 국가로서 미국은 영어구사력이 제한된 환자들에게 충분한 의료서비스를 제공하는 문제에 직면해 있다. 이런 환자들은 언어 장벽으로 인해 의료진과 환자 간의 근본적 상호작용이 가져다주는 혜택을 누릴 수 없다(Jacobs et al. 2001). 언어문제는 접근성, 건강상태, 의료서비스 이용, 건강상태 증진 등 의료서비스의 다양한 측면에 부정적 영향을 미칠 수 있다. 그러나 언어 장벽이 의료서비스에 영향을 미치는 유일한 요소는 아니다. 환자의 건강관념과 건강증진행위는 문화규범적 가치와 개인의 경험, 인식이 결합된 결과다(Flores 2000; Hornberger et al. 1996). 다시 말해서 의료진과 환자가 동일한 언어를 사용하더라도 문화규범 차이가 존재할 경우 오해가 발생할 수 있다.

플로레스(Flores 2000)는 의사와 환자관계에서 문화가 진료에 중대한 영향을 미칠 수 있다고 지적한다. 그는 언어가 동일하더라도 문화적 차이로 인해 효과적인 의사소통이 어려워지고 오해가 발생할 수 있다고 주장한다. 동일한 정보라도 전달 방식에 따라 상이하게 해석될 수 있다(Lee et al. 2002). 언어는 집단의 경계를 나누고 집단의 구성원과 비구성원을 구분하는 역할을 하는 반면 문화는 흔히 고유한 언어나 공통언어의 독특한 사용으로 표현되는 신념과 상징 및 가치 체계로 이루어져 있다. 또한 언어와 관련된 문화규범은 인종, 성별, 연령대, 성지향성, 신앙으로 구별되는 환자들을 포괄하는 광범위한 환자 범주에 적용될 수 있다(Roter 2002). 의사들은 환자와 자신의 문화적 신념과 가치가 달라 협력관계 구축에 어려움을 겪는 경우를 종종 겪는다(Lee et al. 2002).

퍼거슨과 캔디브(Ferguson and Candib 2002)는 "사회적 다수에 속하는 의사들은 소수민족 및 소수인종 환자들과의 의사소통과 관계구축 능력을 향상시켜야 함을 뒷받침하는 추가적 증거가 발견되었다"고 주장한다(p. 353). 의사가 환자의 문화규범가치를 파악하고 적절히 대응하는 것이 중요하다. 이에 실패할 경우 접근성, 건강상태, 의료서비스 이용, 건강상태 증진 등 여러 측면에서 부정적인 진료결과가 나타날 수 있다(Flores 2000). 로터(2002)는 "서로 다른 문화 간 의사소통의 경우처럼 의사소통을 좌우하는 사회적 원칙에 대한 가정이 불분명하거나 불명확할 경우, 의사는 복잡한 문제에 직면하게 된다"고 지적한다(p. 390). 타문화와의 의사소통 상황에서 의료진이 갖춰야 할 최우선적인 자질은 증상에 대한 환자의 견해와 환자가 설명하는 건강관념 모델을 이해하기 위해 환자 평가 및 답변 유도를 용이하게 하는 기술이다. 의사가 이러한 자질을 갖추고 있다면 환자의 만족도, 신뢰도, 순응도가 일반적으로 증가한다(Ferguson and Candib 2002). 예를 들어 민족적 배경에 따라 소식, 특히 안 좋은 소식을 접하는 방식에 대한 선호도가 다르다. 어떤 문화권에서는 나쁜 소식을 명확하게 전달하는 것만으로도 부정적 결과를 가져올 수 있다고 믿는다. 그러나 대부분의 환자들은 질병 상태와 치료 방법에 대한 가능한 모든 정보를 얻기를 원한다(Lee et al. 2002). 문화권에 따라 나쁜 소식을 전달받는 방식에 관한 선호도가 상이하다는 사실에 대해 의사들이 유연하게 대처하는 것이 특히 중요하다. 예후 등 특정 정보에 관심이 있는 환자조차도 이에 대해 질문하지 않을 수 있다. 리와 공저자들(Lee et al.)은 의사가 질문이 있는지 물어볼 때 환자가 자동으로 질문을 던질 것이고, 질문을 하지 않는 경우에도 답변에 관심이 없는 것이라 생각해서는 안 된다고 강조한다.

모든 환자가 자신과 동일한 언어를 사용하는 동일한 문화권 출신 의사의 진료를 받을 수 있다면 가장 이상적일 것이다(Flores 2000; Rivadeneyar et al. 2000). 동일한 언어를 사용하는 의사와 의사소통할 경우, 환자의 치료순응도와 질병 이해도가 증가한다는 사실을 연구결과를 통해 알 수 있었다(Manson 1988). 퍼거슨과 캔디브(2002)에 따르면 "연구결과는 의사 인력의 다양성을 증진할 필요성을 보여준다. 소수민족 환자는 동일언어를 사용하는 의사와의 관계에서 더 높은 만족감을 얻고 유대감을 강화하며 의사결정 과정에 더욱 적극적으로 참여하기 위해 동일한 민족 출신 의사를 선택할 가능성이 더욱 높기 때문이다"(p. 353). 하지만 이것이 항상 가능하지는 않기 때문에 서로 다른 언어를 사용하는 의사와 환자 간의 의사소통 문제는 보편적 현상이 되었다(Marcus 2003). 일부 저자들(Kuo and Fagan 1999; Rivadeneyra et al. 2000)이 지적하듯이 의사-환자 관계의 수준이 진단, 치료, 환자의 회복에 영향을 미치기 때문에 더 효과적인 의사소통을 통해 영어를 구사하지 못하는 환자의 진료결과를 개선시킬 수 있다.

의료진과 환자 간 관계는 효과적 의사소통에 의해 좌우된다. 영어구사력이 제한된 환자의 의료서비스 접근성을 향상시키기 위해서는 이러한 환자가 의료진과 충분한 의사소통을 할 수 있어야 한다(Jacobs et al. 2001). 의사와 환자 간 언어 장벽이 존재하는 면담에서 의사소통 과정에 어려움이 발생한다면 영어를 구사하지 못하는 환자의 건강상태가 악화될 수 있다. 서로 다른 언어를 사용하는 의료상담은 동일 언어를 사용하는 경우보다 진행속도가 느리고 정확도가 떨어진다. 리바데네이라 등(Rivadeneyra ct al. 2000)의 연구결과에 따르면 의사들은 관계중심 접근법과 진료결과 향상의 연관성을 알고 있음에도 불구하고 실제로 환자를 대할 때 이 접근법을 활용하지 못하는 이유 하나로 시간부족을 꼽았다.

인종, 민족, 언어 차이가 모두 의료진과 환자 간 관계에 영향을 미치는 것으로 보인다. 퍼거슨과 캔디브(2002)는 소수민족과 인종 집단 간 건강 상태의 차이가 점차 뚜렷해지고 있다고 주장한다. 이들은 이러한 차이가 나타나는 원인이 충분히 밝혀지지는 않았지만 의사와 환자 간 관계가 한 가지 요인이 될 수 있다고 보고 있다. 플로레스(2000)에 따르면 "환자의 문화적, 언어적 배경을 고려하지 못한 경우 병력의 부정확성 증가, 진료 만족도 감소, 치료법 불이행, 진료의 연속성 저하, 예방 검진 빈도 감소, 의사소통 문제, 치료 동의를 위한 불충분한 사전정보, 불완전한 진통치료, 주치의 보유 가능성 저하, 진료 접근성 감소, 유해 치료법 사용, 면역화 지연, 처방전 발행 감소 등의 결과가 발생할 수 있다"(p. 21). 일부 저자들은(Ferguson and Candib 2002; Flores 2000) 의료진이 때로는 다른 문화권 출신 환자들에게 열악한 의료서비스를 제공하는 경우가 있다고 지적한다. 소수민족 환자들, 특히 영어구사에 어려움을 느끼는 환자들은 의사의 공감을 얻거나 의사와 친밀한 관계를 형성하기가 어렵고, 충분한 정보를 제공받거나 진료 결정과정에 참여하도록 격려받기 힘들다. 제이콥스 등(Jacobs et al. 2001)은 영어가 능숙치 않은 환자들은 최적화된 건강관리 서비스를 받기가 더 어려우며, 예방 관리 및 기타 서비스를 받지 못할 위험도 커진다고 한다. 의료진과 다른 언어를 사용하는 환자들은 의료상담 시 언어 장벽이 없는 환자에 비해 의사들이 불친절하게 대하고 자신을 존중해주지 않는다고 느낄 가능성이 높고, 이로 인해 신뢰 및 전문성을 갖춘 관계 구축을 위해 동일한 의료진을 재방문하려는 의욕이 저하될 수 있다(Rivadeneyra et al. 2000).

## 3. 다양한 언어와 문화의 탐색: 통역사의 필요성

호른버거 등(Hornberger et al. 1996)은 환자가 의사를 비롯한 의료진과 동일한 언어를 사용하지 않을 경우, 진료 서비스 이용에 제약이 발생하며 서비스의 수준이 떨어지게 된다고 주장한다. 미국 내 비영어권 출신 환자들은 1차 진료를 위해 방문하거나 예방서비스를 받는 경우가 더 적은데 어떤 요인(환자 본인 혹은 의료진)으로 인해 그들이 예방서비스를 적게 이용하고 건강상태가 불량한지는 명확하지 않다. 두 언어를 사용하는 면담에 임하는 환자들은 응급실을 방문할 가능성이 더 높다. 리바데네이라 등(2000)은 비영어권 환자들이 자신과 다른 언어를 사용하는 의료진을 만나 증상을 설명하려 하지 않고 상태가 심각해질 때까지 기다리기 때문에 이런 현상이 발생할 수 있다고 지적한다. 이들은 또한 비영어권 출신 환자들과 의료진 간의 의사소통 장벽이 단순한 언어 문제 이상의 의미를 지닌다고 주장한다. 환자와 의사 모두 미묘한 행동 변화를 보일 수 있는데, 이는 신뢰관계 형성에 장애가 되기도 한다. 이러한 상황에서 의사는 환자가 설명하는 증상을 오해할 가능성이 높아지고 동시에 환자가 의사의 권고사항을 준수할 가능성은 낮아진다.

퍼거슨과 캔디브(2002)에 따르면 "소수민족 환자들, 특히 영어구사에 어려움을 느끼는 환자들은 의사의 공감을 얻거나 의사와 친밀한 관계를 형성하기가 어렵고, 충분한 정보를 제공받거나 진료 결정과정에 참여하도록 격려받기가 힘들다."(p. 353)

의료상담의 복잡성을 고려할 때, 서로 다른 언어나 문화적 배경 출신의 의료진과 환자가 관계를 발전시킬 수 있는가? 앞에서 살펴본 바와 같이 관계의 성격은 상호작용이나 면담과는 매우 다르다. 의료진과 환자 간 의사소통 장벽을 허물기 위한 수단이 존재한다면 어떤 것이 있을까? 의사는 환자의 병력에서 진단 및 치료계획에 필요한 대부분의 정보를 얻는데, 의사와 환자의 사용 언어가 다르다면 이 과정이 더 어려우리라는 것은 당연한 사실이다. 환자의 언어로 소통한다면 환자가 치료사항을 준수하고 질병을 잘 이해할 가능성이 높아진다. 효과적인 의사소통은 의사, 환자, 가족 모두의 성공적 협력에 도움이 되기 때문에 영어 구사력이 제한된 환자들의 진료서비스 접근성 향상을 위해 여러 전략이 수립되었다. 이러한 전략에는 (1) 2개 언어를 구사하는 의사나 레지던트의 진료, (2) 2개 언어를 구사하는 보조 직원 고용, (3) 본 업무 외에 통역도 담당하는 2개 언어를 구사하는 직원 고용, (4) 전문 통역사 고용, (5) 통역용 스피커폰 사용이 있다(Barnett 2002; Ferguson and Candib 2002; Garcia 2000; and Kuo and Fagan 1999).

대부분의 의료기관에서는 정식교육을 받지 않은 통역사에 상당 부분 의존하고 있다. 긴스버그 등(Ginsberg et al. 1995)은 국립공중보건병원연구소(National Public Health and Hospital Institute)가 83개의 공공, 민간병원을 대상으로 실시한 조사결과를 보고했다. 조사대상 기관 중 직원들에게 통역 교육을 실시하고 있었던 기관은 25퍼센트 미만이었다. 9개 기관에서만 자원봉사 통역사에게 교육을 실시하고 있었다. 즉, 대부분의 병원에서 환자, 가족, 친구들, 병원 직원 등 정식 교육을 받지 않은 통역사를 활용하는 것이었다. 임시적 통역이라고도 불리는 이러한 관행으로 통역 실수(생략, 첨가 및 대체)나 의료인과 환자의 말이 요약되는 경우가 빈번히 발생한다(Flores 2000; Baker et al. 1998; Jacobs et al. 2001).

임시통역사들은 또한 환자와 의사 만족도에 영향을 미칠 수 있는 행동과실을 저지르기도 하는 것으로 드러났다. 가족이 환자, 특히 고령의 환자를 대동하고 병원에 방문하는 경우가 흔히 있다. 하지만 가족을 대동한 의료상담은 의사와 환자만이 참석하는 면담과는 다르다. 의사, 환자를 제외한 제3자의 존재만으로도 진료 상황에 완전히 새로운 심리적 요소가 개입되며 의사와 환자 간 관계 형성에 어려움이 따르게 된다. 캠벨 등(Campbell et al. 2002)은 가족을 대동한 환자가 혼자 온 환자와 비교해 질병질환, 기능적 능력, 가족 관계, 가족의 치료 관여에 대한 자세에서 상이한 반응을 보인다고 주장한다. 베이커 등(Baker et al. 1998)의 연구에 따르면 통역사 역할을 하는 가족은 환자가 대답할 기회를 주지 않은 채 대답하는 경우가 자주 있었으며 자진해서 자신의 정보와 의견을 제시하고 환자의 특정 의견을 통역하지 않는 경우도 있었다. 의사의 질문은 종종 오역하거나 통역하지 않았으며 이로 인해 오진이 발생하기도 했다. 불완전한 통역은 진단과 치료에 관한 환자와 의료진 간 의사소통을 저해하기도 했다. 통역사의 이러한 행동에 의료진과 환자가 의료상담 중 상대를 바라보는 대신 통역사를 바라본다는 사실이 더해져서 환자와 의료진 간 거리가 생기는 요인이 될 수 있다. 환자와 의사가 서로 시선을 충분히 마주치지 않을 경우 의료진은 환자의 생각이나 느낌을 나타내는 비언어적 단서를 잘 파악하지 못할 수 있으며 그 결과 문진에 차질이 생길 수 있다. 임시통역 서비스는 "의사에 대한 신뢰 감소, 환자 만족도 감소, 환자 기밀 위반, 부정확한 소통, 오진, 불완전하거나 부정확한 치료, 불충분한 진료서비스"(Jacobs et al. 2001: 469) 등 여러 가지 부정적 진료 결과를 야기한다. 한편, 쿠오와 파간(Kuo and Fagan 1999)의 연구는 가족이나 친구가 통역사 역할을 할 때 환자가 높은 수준의 만족감과 편안함을 느꼈으며 특정 문화권의 환자들은 낯선 통역사보다 가족, 친구를 통역사로 이용하는 것을 더욱 선호하기도 했음을 보여준다. 이들은 임시통역사의 몇 가지 장점을 제시했는데 일례로 그들은 언제든 이용할 수 있는 저렴한 정보원이며, 환자의 교통편 이용이나 후속방문에 도움을 제공할 수 있다.

환자를 대동한 가족은 통역사 이상의 역할을 한다. 그들은 환자에게 안정감을 주고 통역사로서 자연스럽게 환자의 신뢰를 얻을 수 있다. 통역사의 업무는 신뢰 형성 그 이상이다. 통역사는 의료상담이 시작되는 시점에 자신의 역할을 설정하고 명확히 밝힌다. 이상적인 통역사는 정보를 정확하고 완전하게 전달하며 모든 참여자 간의 원활한 소통을 유도한다. 통역사는 또한 환자와 의사가 상대에게 직접 말하도록 유도하면서 의료상담의 역학관계를 관리한다. 마지막으로 통역사는 후속 지시나 환자를 위한 보조서비스 소개 등 마무리 활동을 돕는다(Backer et al. 1998).

통역사가 존재하는 경우에도 통역사 교육, 통역사의 능력 평가, 또는 의료진의 통역 활용 방식에 대한 지침 등에 대한 기준이 현재로서는 거의 구축되어 있지 않다(Baker et al. 1998). 베이커 등(Baker et al.)은 미국의 몇 개 주에서 언어 장벽이 있는 환자를 돕기 위해 의료진이 통역사나 2개 언어를 구사하는 직원을 고용하도록 의무화하는 법안을 통과하거나 규제를 설정한 사실을 인정했다(매사추세츠의료통역사협회(MMIA) 1996; 캘리포니아의료통역사협회(CHIA) 2002). "그러나 이런 법과 규제에는 적절한 통역사의 심사, 검증, 교육, 능력에 대한 정의가 없다"고 베이커 등은 주장한다(1998: 1469). 일부 정책입안 기관에서는 진료 환경 내 통역사의 표준 관행 및 역할을 규정하고자 했다. 예를 들어, 매사추세츠의료통역사협회는 통역 실수나 환자와 의사 관계에 악영향을 미치는 행동을 줄이기 위해 의료 통역사의 표준관행을 설정했다(MMIA 1996). 또 다른 예로는 캘리포니아 주에서 통역사 사용을 의무화하는 주법이 통과되자 이에 부응하기 위해 2001년 캘리포니아의료통역사표준(California Standards for Healthcare Interpreters)을 제정한 사례를 들 수 있다(CHIA 2002).

제이콥스 등(2001)은 통역 서비스가 세 가지 기제를 통해 전보다 강화된 진료, 치료, 예방서비스의 제공가능성을 높여준다고 주장한다. 세 가지 기제란 (1) 환자와 의사 간 이해 증진, (2) 환자와 의사 간 신뢰 강화, (3) 환자 만족도 증진이다. 환자와 의사 간 이해가 증진되면 환자는 적극적으로 후속 진료를 예약하고 예약을 지키게 된다. 또한 의사는 자신의 진단과 특정 치료방법의 장단점에 대한 환자의 이해도를 신뢰하게 된다. 환자는 치료의 목적과 의약품 복용법을 숙지하고 있기 때문에 처방전을 받을 확률이 더 높다. 의사와 환자 간 신뢰는 효과적인 의사소통을 통해 강화된다. 이러한 상호신뢰는 이해, 배려, 명확한 소통, 협력관계 형성, 질문에 대한 대답을 바탕으로 한다.

대부분의 연구에서 영어권에 거주하지만 영어를 구사하지 못하는 환자들의 의료서비스 이용 격차를 감소시키기 위해 전문통역사가 더욱 효과적이라는 결과를 제시한 반면, 퍼거슨과 캔디브(2002)는 통역사의 참여에도 불구하고 지속적으로 드러나는 의사의 의사소통능력 부족을 입증해보였다. 체계적이지 않은 의료통역 서비스는 비영어권 출신 환자들의 적절한 의료서비스를 구하려는 의욕을 저하시킬 수 있다. 통역사는 의사와 환자 모두에게 중요하지만 통역서비스를 이용하지 않거나 부적절하게 이용하여 의사소통의 비효율성 증가로 발생한 부정적 결과(불필요한 이환 또는 사망)는 대부분 환자의 부담으로 돌아간다.

통역사가 의료상담에서 중개자 역할을 할 때, 현실적 문제와 윤리적 문제가 발생할 수 있다(Kaufert and Putsch 1997). 통역사의 존재 유무는 의료상담에 여러 가지 영향을 끼친다. 통역사의 존재는 의사와 환자 간 직접적, 언어적 의사소통과 비언어적 상호교환을 축소시킨다. 그 결과 의료상담의 친밀감이나 환자가 느끼는 의료진과의 연대가 감소된다. 의료진이 통역사 활용법을 습득하지 못한 경우에는 이런 현상이 더욱 두드러지게 나타난다(Baker et al. 1998; Rivadeneyra et al 2000). 베이커 등(1998)은 통역사와 의료인이 최상의 상황대처교육을 받았다 할지라도 제3자의 존재는(환자와 의사 간 친밀감 및 친근감이 떨어지기 때문에) 관계에 부정적 영향을 미칠 수 있다고 주장한다. 이들은 통역사를 통해 소통하는 환자들이 진단을 이해할 가능성이 더 낮으며, 의료진의 설명에 불만을 제기할 가능성은 더 높다는 사실을 발견했다. 반면 의료진과 직접 소통한 환자들의 만족도는 더 높았다. 그리고 통역사를 이용한 환자들은 의료진이 덜 친절하고 환자에 대한 존중이나 인간적 배려가 부족하며 환자를 편안하게 하는 조치를 취하지 않는 편이라고 평가했다.

통역사를 통해 소통할 때 발생하는 이러한 어려움에도 불구하고 통역사를 이용하지 않는 경우 더 심각한 결과를 초래할 수 있다. 제이콥스 등(2001)은 직원 수가 많은 건강관리 기관에서 전문통역 서비스를 시범 운영한 결과, 영어구사력이 제한된 환자들에 대한 의료 서비스를 강화할 수 있었다는 사실을 밝혀냈다. 이 연구에서 통역 서비스를 이용한 환자들의 방문빈도, 처방전 작성 및 처방약 조제 비율은 대조군에 비해 월등히 높았다.

제이콥스 등은 일부 연구결과만으로 모든 의료 기관과 모든 언어의 경우를 일반화할 수 없다는 사실을 주지해야 한다고 지적한다. 언어 능력뿐 아니라 문화적 차이만으로도 만족스러운 의료서비스에 대한 환자의 기대에 영향을 미칠 수 있다. 그러나 동시에 이러한 연구결과를 간과할 수도 없다. 영어구사력이 제한된 많은 환자에게 문화적, 교육적, 경제적 장벽이 존재하는 것이 현실이다. 제이콥스 등이 말했듯이 "이러한 환자들이 자신의 증상과 우려를 의료진에게 알리고 의료서비스 제도를 파악할 수 있도록 하는 수단을 제공하는 것은 이들의 건강 증진을 위한 중요한 단계다"(2001: 473).

이 장 도입부에서 관계의 본질을 두 주체의 교제로 설명하였다. 그렇다면 의료상담에서 가족이나 통역사의 존재가 의사와 환자 간 관계형성에 어떤 영향을 미치는가? 제3자가 참여할 경우 의사와 환자 간 관계는 어떻게 정립되는가? 그리고 관계의 당사자는 누구인가? 의사와 환자인가 또는 의사와 통역사인가 또는 환자와 통역사인가? 관계중심의 의료방문을 위한 삼자 상호작용이나 소통목적의 2인3각*pas-de-trois*(Wadensjo 1998)같은 것이 가능한가? 그리고 가능하다 하더라도 삼자 상호작용 내에서 두 사람 사이 유대 구축을 방지할 수 있나? 또한 이를 과연 방지해야 하는가? 2개 언어가 사용되는 의료상담마다 의료진이 매번 동일한 통역사를 요청한다면 의료진이 통역사와 관계를 구축한다고 간주해야 하지 않는가? 이런 경우 통역사는 의료상담에서 어떻게 의료진과 유대를 구축하지 않고 중립성을 유지할 수 있을까? 환자와 통역사 사이에도 유대 구축이 가능한가? 이미 살펴본 것처럼 통역사를 통한 의사소통은 양날의 검이 될 수 있다. 적절하게 사용하지 않는다면 의사와 환자 간의 치료목적 관계 형성에 장애가 될 수 있다. 그러나 통역사를 통한 충분한 의사소통은 의료진과 환자 사이에 정보교류를 촉진하고 환자의 건강에 매우 긍정적인 영향을 미칠 수 있다. 다음 장에서는 의료통역사의 역할을 다양한 관점에서 살펴보면서 여러 의사소통 상황이론을 재검토하고 의사소통 통역이 어떤 이론의 교차점에 존재하는지 알아보도록 한다.

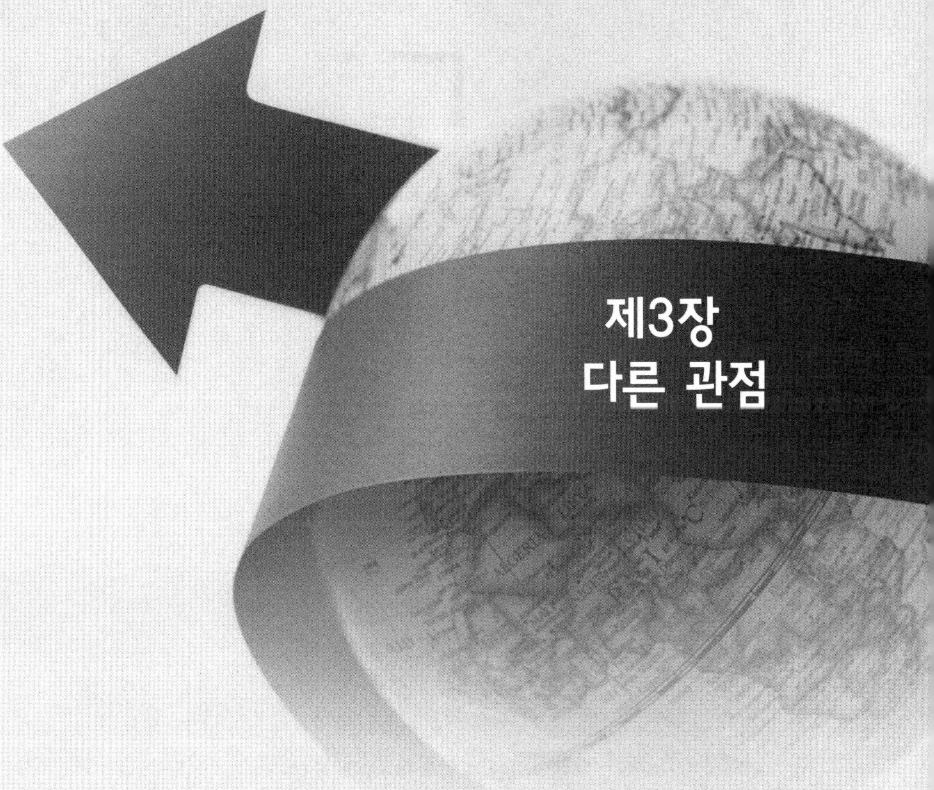

# 제3장 다른 관점

제 3 장

# 다른 관점

아무리 거대한 망원경이라도 사람의 눈에 닿는 렌즈는 사람의 눈보다 크지 않다는 사실에서 재미있는 유추를 할 수 있다.

- 루드비히 비트겐슈타인*Ludwig Wittgenstein*의 <문화와 가치> 중(1980: 17e)

## 1. 다른 관점으로 본 통역사의 역할

제 1, 2장에서는 통역사의 역할이 정보의 통로*conduit*에서 공동의 대화참여자로 변모하는 패러다임의 전환을 살펴보았다. 이 변화를 통해 통역사가 업무를 수행하는 방법은 알 수 있지만 통역사가 특정한 결정을 내리는 이유는 알 수 없다. 통역사가 공동참여자라면 무슨 이유로 의사소통에 참여하는 것일까? 통역사는 의사, 환자와 더불어 대화의 상호작용에서 완전한 참여자다. 여타 공동참여자와 마찬가지로 통역사는 의료상담에 자신만의 사회적 보따리*social baggage*(신념, 행동, 문화 규범 등)를 들고 권한을 수행한다. 다른 사람들처럼 통역사 역시 사회적 진공 상태가 아닌 상황에서 일어나는 상호작용에 참여한다. 규정된 역할을 수행하거나 또는 대화의 흐름을 지시함으로써 자신을 더 드러내든지 여부에 상관없이 통역사의 역할 수행은 상호작용이 일어나는 틀을 형성하는 제도와 사회의 제약을 받는다. 이 불가피한 사실에 대해 아직 충분한 연구가 이루어지지 않고 있다(Davidson 2001의 연구는 예외적이다). 통역사의 중개는 3가지 차원, 즉 대인적, 제도적, 사회적 차원에서 이루어진다.

공립 병원에서 의사와 환자 면담의 경우, 의사는 주류 문화에 속할 확률이 높은 반면 환자는 비주류 문화에 속할 가능성이 있다. 이 상황에서 통역사는 의사나 환자 한 쪽과 더 많은 사회적 공통점이 있을 수 있지만 양쪽과 동시에 그럴 수는 없다. 이런 상황에서 개인이 완전히 중립적일 수 있다고 기대할 수 있을까? 우리는 통역이 있는 대화(ICE)에서 통역사의 역할을 더 잘 이해하기 위해 다음의 세 가지 지식체계를 살펴볼 필요가 있다. (1) 사회적 이론, (2) 사회학적 이론, (3) 언어인류학적 이론이다. [그림 4]는 다양한 차원의 ICE를 살펴보기 위해 사용할 수 있는 여러 관점을 나타낸다.

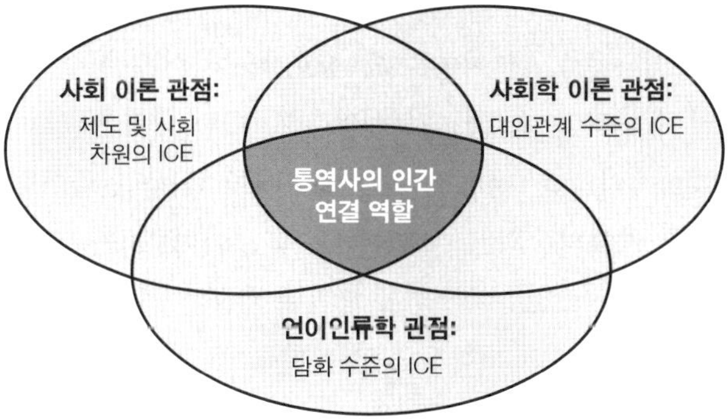


[그림 4] ICE에서 통역사를 보는 여러 관점

제도적 차원과 사회관습 차원을 살펴보기 위해 부르디외의 실천 이론 *Bourdieu's theory of practice*(1977, 1990, 1991)을 인용한다. 대인관계에 관해서는 다음과 같은 이론이 존재한다. (1) 인상형성 이론*theory on impression formation*(Brewer 1988; Feagin 1991; Rosenhan 1973) (2) 사회비교 이론*social comparison theory*(Festinger 1954) (3) 유의미한 타인 이론*theory of the significant other* (4) 귀인 이론*attribution theory*(Fiske and Taylor 1991) (5) 작용-통제이론*affect-control theory* (Candace 1990; Hochschild 1983; Ridgeway 1993; Sacther and Singer 1962; Smith-Lovin 1990)과 지위특성화 이론*status characterization theory*(Webster and Foschi 1998). 언어인류학 문헌으로는 니브허 *Niebhur*(1963), 두란티*Duranti*(1992), 힐과 어바인*Hill and Irvine* (1992), 힐과 제페다*Hill and Zepeda*(1992), 하임즈*Hymes*(1974), 어바인*Irvine*(1992) 등이 있다.

### 1) 사회와 제도의 관점

부르디외의 실천 이론에 따르면 통역이 있는 대화는 참여자뿐 아니라 각 참여자가 면담에 대동하는 과거, 현재, 미래적 성향에 의해서도 형성된다(환자를 진찰하는 의사, 도움을 청하는 환자, 언어적, 문화적 능력을 제공하는 통역사 등). 이 이론은 왜 상호작용이 이를 형성하는 객관적 구조로부터 독립적일 수 없는지 설명한다. 이런 구조는 상호작용하는 행위 주체*agent*의 성향(아비투스*habitus*)(1977:81)을 만들어냈고, 상호작용에서 각 주체의 위치를 배정한다. 즉, 아비투스는 의식적 실천 *conscious practices*으로 이어진다. 행위 주체들이 이에 대해 동일한 인식, 즉 합의에 도달하면 의식적 실천은 더욱 공고해진다. 이 합의는 아비투스의 동질성을 낳고 아비투스는 곧 내재적 규칙이 된다. 부르디외에게 관계란 단순히 개인만 포함하지 않는다. 각 관계는 개인에 수반하는 모든 사회적 요소, 그리고 관계가 속한 제도와 사회가 개인에게 부과하는 제약이라는 측면에서 살펴보아야 한다.

따라서 실천 이론은 통역사 역할을 새롭게 해석한다. 통역사는 다른 사람들과 마찬가지로 아비투스를 지니며 제도의 제약을 받는다. 하지만 통역사의 대인관계 역할에 영향을 미치는 힘이 제도적 차원에서만 만들어지는가? 아니면 제도 자체도 더 광범위한 힘 안에 존재하는가?

자신이 속한 조직의 수준을 넘어 우리는 한 사회의 구성원으로서 그 사회의 신념, 규범, 규칙에 순응하는 경향이 있다. 통역사도 사회 구성원임으로 이에 예외가 아니다. 이는 가족과 사회에서 특정한 사회적 가치를 물려받으며 성장한 후, 삶을 살면서 사회적 가치를 구성하고 공동 구성하며 재구성함을 의미한다. 일부 사회적 가치는 소멸되는 반면 일부는 재생되기도 한다. 어떤 행동이 적절하거나 적절치 않다고 판단하는 과정, 또는 어느 한 관점에 더 동의한다고 결정하는 과정에서 우리는 특정 사회 집단과 가까워지고 다른 사회 집단과 거리를 두게 된다. 우리는 선택을 하고 이를 이행함으로써 충성*allegiance*을 쌓아간다. 통역사도 마찬가지다. 이런 선택은 때로는 의식적으로, 때로는 무의식적으로 보일 수 있지만 사회 구조를 형성하는데 기여하는 과정에서 우리는 자신의 의식과 무관하게 선택을 하게 된다. 이를 피해갈 수 있다는 말은 누군가가 사회적 진공 상태에 놓일 수 있다는 것만큼이나 어불성설이다.

이미 언급했듯이 부르디외의 실천 이론은 대인관계가 겉모습과는 달리 실제로 개인 대 개인의 관계가 아님을 주장하고, 상호작용의 진실은 결코 상호작용에만 국한되지 않음을 설명한다(1977:81). 사회관습적 차원에서 부르디외(1991)는 엄밀히 말하자면 경제 거래가 아닌 상호작용의 형태를 분석하면서 경제 용어를 사용한다. 문화 간, 혹은 언어 간 소통 환경에서는 문화적, 상징적 힘과 같은 다른 종류의 자본에 중심을 둔다.

모든 의사소통은(1개 또는 다수 언어 간) 언어적 교환인데 이 자체가 경제적 교환을 구성한다(Bourdieu 1991). 이 경제적 교환은 힘의 상징적 관계 안에서 실현된다. 의사는 환자가 필요로 하는 지식을 갖춘 생산자이며 환자는 다소 힘이 약하다. 그렇다면 통역사의 위치는 무엇인가? 2개 언어를 구사하는 통역사 또한 생산자이고, 1개 언어만을 구사하는 발언자는 소비자가 된다. 다양한 문화적 경험이 있는 2개 언어 구사자는 언어적 아비투스를 지니며, 이를 통해 다른 언어적 배경이나 때로는 계층적 배경과도 쉽게 상호작용할 수 있다. 예를 들면 통역사는 의사와 환자와의 의사소통에서 적절한 언어만을 사용하는 것이 아니라 대화가 이루어지는 동안 양측 발언자에게 적절한 언어 사용역을 설정하기도 한다.

사회이론 관점에서 우리는 통역이 있는 대화를 더 큰 맥락에서 이해할 수 있으며 참여자를 제도와 사회 안에서 바라본다. 이 관점을 통해 우리는 통역사와 대인적 역할의 표명을 보다 광범위한 맥락에서, 즉 개인의 성향이나 한계점을 고려해 생각할 수 있다. 제도 안에 속해 있는 다른 행위 주체나 사회 구성원과 마찬가지로 통역사 또한 이 상호 연관성에서 벗어날 수 없다. 이를 통해 통역사는 아비투스와 권한을 모두 갖추고 행동한다는 사실을 이해할 수 있다. 하지만 사회이론 관점은 사회적 존재로서 타인과 소통하는 통역사의 상호작용에 초점을 맞추지 않는다. 통역사의 상호작용을 알기 위해서는 사회학적 관점을 살펴보아야 한다.

### 2) 상호작용의 관점

두 명 이상의 발언자가 상호작용을 할 때 이들의 자아가 상호작용에 참여하게 된다. 앞서 언급한 여러 사회심리 이론에 따르면 인간은 두 가지 방법으로 서로 의지한다. (1) 효과종속적 방법(인간은 목표 달성을 위해 협력) (2) 정보종속적 방법(인간은 자신의 환경에 대한 정보 수집을 위해 서로 의지). 의료통역의 경우 세 명의 당사자(의료진, 환자, 통역사)는 위의 두 가지 이유 모두 때문에 협력한다. 의사소통을 해야 하고 또 상황에 대한 정보를 수집해야 한다.

예를 들면 세 명의 당사자는 환자의 안녕*well-being*을 달성하기 위해 협력하며, 이 목표 달성을 위해 서로 의지하고 정보를 수집한다. 통역이 있는 대화 상황에서 참여자는 각각 고유한 방식으로 기여한다. 의료진은 과학적 지식으로, 통역사는 통역 능력으로, 환자는 본인의 질병 묘사로 기여하는 것이다. 처음 만나는 자리에서 각 개인은 첫 마디를 나누기도 전에 타인에 대한 인상을 형성하게 되는데, 이는 명백한 사회적 요소(성별, 인종, 나이 등)에 기반을 둔 것이다. 인상형성 이론(Brewer 1988)은 사람들이 협력할 때 상호작용을 하기 위해서는 자아와 타인을 정의하는 것이 필요하다고 밝힌다. 하지만 세상에 존재하는 정보의 양은 실로 엄청나기 때문에 범주 체계에 따라 정보를 선별해야 하며 이는 우리가 어떤 사실도 직접적으로 또는 완전하게 인지할 수 없음을 의미한다. 우리가 세상을 보는 방식은 범주 체계에 의한 조정을 거치며, 이는 모든 사람들이 다양한 관점을 통해 세상을 바라보고 자신이 보는 사물의 상황과 의미를 창조하는 것을 말한다. 보이는 모든 것은 개인이나 단체의 범주 체계의 소산인 만큼 세계의 소산이기도 하다. 한 개인이 세상을 이해하기 위해 적용하는 범주 체계는 민족성과 성별뿐 아니라 문화적, 계층적 배경의 결과다. 특히 문화적 도식*schema*은 제도화된 환경(사람들이 준수해야 하는 문화적 규칙 및 역할)과 사회적 해명*social accounts*(각 사회의 관념)을 포함한다.

한 범주 체계를 적용하는 과정에서 우리는 인상을 형성한다(Brewer 1988). 그러기 위해서는 간결성, 정확성, 자존감의 균형을 맞춰야 한다. 간결성이 중요한 이유는 인간은 즉각 범주화하는 것을 좋아하기 때문이다. 정보는 정돈된 방식으로 저장해야 하며 간단한 정보도 정확해야 한다. 잘못된 범주가 한 사람에게 적용되면 그는 그 범주를 거부할 수도 있고 이로 인해 문제가 생긴다. 거부할 수도 있다고 말한 이유는 모든 사람이 다 범주를 거부하는 것은 아니기 때문이다. 범주에 대한 거부는 힘과 관련이 있기 때문에 관계에서 더 많은 힘을 지니거나 높은 위치에 있는 사람일수록 범주를 거부하기 쉽다(Feagin 1991; Rosenhan 1973). 이런 상호작용에 참여하는 자는 간결성과 정확성 사이의 긴장감을 조절하면서 자존감 유지에도 신경을 쓴다. 자아는 상호작용에서 가장 중요한 요소다.

브루어(Brewer 1988)에 따르면 인상형성 과정은 다음과 같은 단계를 거친다. (1) 인식화*identification*, (2) 유형화와 하위 유형화*typing and sub-typing*, (3) 개별화*individuation*, (4) 개인화*personalization*. 개인화를 제외한 모든 단계는 하향방식*top-down*이다. 인상형성 과정이 어느 시점에서 중단되는가는 상호작용에서 각 당사자에게 기대되는 참여 정도와 상관관계가 있다. 그러므로 한 상황에서 당사자의 참여 정도는 개인화나 개별화에 들어갈 노력을 결정하게 된다. 첫 번째 종류의 범주는 상호작용의 본질을 나타낸다.

의료상담에 참여한 당사자들이 서로를 범주화한 후(즉 인상을 형성한 후) 이들은 각자의 문화적 도식을 기반으로 서로를 다시 범주화해 나간다. 사회비교 이론에서 페스팅거(Festinger 1954)는 인간은 현실을 이해하기 위해 서로에게 의지한다고 말한다. 우리는 현실에 대한 사회적 정의를 내리기 위해 무엇이 실체인지에 대한 각자의 인상을 비교한다. 자신의 현실 인식이 옳다고 타인의 인정을 받으면 우리는 자신감과 자아에 대한 안정감을 얻는다. 사회비교 이론에서 페스팅거(1954)는 인간은 사회적으로 유사한 이들(동일한 사회적 위치를 공유하는 사람들)과 정보를 비교하려는 성향이 있다고 주장한다. 우리는 또한 이들이 제공한 정보가 정확하다고 믿으며 이는 특히 사회적 영향에 있어 중요하다. 페스팅거의 주장에 따르면 타인은 거울에 비친 사회적 자아인 셈이다. 다시 말하면, 타인은 사회적 자아의 거울이다.

유의미한 타인 이론(Stouffer et al. 1949) 역시 이와 같은 사회적 영향의 구성을 모색하는데 이 이론은 자아가 사회관계에서 뿌리내리고 고착되는 현상을 논한다. 인간은 서로에게 미치는 영향력이 너무 큰 나머지 자아가 취약해지면 극단적으로 치닫는 경향이 있다. 중요한 타인들이 옳다 혹은 그르다고 판단하는 것에 따라 자아가 변할 수 있다. 이런 극단적 영향의 효과를 잘 보여주는 예로는 컬트 집단이나 세뇌, 극단적 고립이 있는데, 이런 경우 사람들은 자신의 관계 행태를 바꾸고 결국 자아를 변화시킨다. 그러나 이런 영향에 취약한 동시에 자아는 능동적 행위 주체이기도 하다. 자아는 누구와 상호작용을 할 것인지에 대한 결정권을 갖는다. 이 결정권은 타인에 대비한 자아의 입장, 즉 권력과 지위의 영향을 받는다. 또한 자아는 기본적으로 사회적 위치의 제약을 받는다. 자아의 권력이 클수록 타인과 부정적으로 비교되는 것을 방지할 수 있다. 가난한 이들과 힘없는 이들은 이런 식으로 계속 규정되어지기 때문에 불평등은 영속된다. 자아와 타인이 상호작용을 시작하는 경우 이런 상호작용의 현실을 이해하기 위해 귀인 이론의 관점을 종종 이용한다(Fiske and Taylor 1991). 귀인 이론은 어떤 행위가 특이한 효과를 가질 때 사람들이 순응적 추론*correspondent inference*을 하게 된다고 설명한다. 우리는 특정 현상이 상호작용의 현실 때문에 일어난다고 생각한다. 예를 들어 어떤 현상은 사회적으로 바람직하지 않은 상황에서도 일어날 수 있다.

물론 이런 인상과 그에 따른 상호작용(개인의 귀인 작용 참여 등)의 형성은 편견이나 오류에서 자유롭지 못하다. 피스크와 테일러(Fiske and Taylor 1991)는 이런 편견과 오류를 다음과 같은 6개로 구분했다. (1) 근본적 귀인 오류*fundamental attribution error*, (2) 행위자-관찰자 편견*actor-observer bias*, (3) 자기편의적 편견*self-serving bias*, (4) 그릇된 합의 효과*false consensus effect*, (5) 방어적 귀인*defensive attributions*, (6) 자기중심적 편견*self-centered bias*. 근본적 귀인 오류란 어떤 행동에 대해 외부가 아닌 내부적 원인을 찾으려는 선입관이 있을 때 일어난다. 누군가를 무례하고 비협조적이며 부주의하다고 규정하는 것은 그 사람이 특정 방식으로 행동하게끔 유도하는 외부 요인을 분석하는 것보다 빠르고 쉽다.

행위자-관찰자 편견은 관찰자가 특정 상황에서 행위자 행동의 귀인을 판단함을 의미한다. 행위자는 일반적으로 관찰자보다 많은 정보를 가지고 있으며 행동이 일어나는 상황을 더 많이 고려하고 외적 귀인을 하는 경향이 있다. 관찰자는 편견을 가지는 성향이 더 강해서 내적 귀인을 하고 타인을 비난한다. 그래서 행위자와 관찰자 사이에는 항상 긴장이 존재한다.

자기편의적 편견이란 성공은 자신의 덕으로 돌리고 실패는 환경 탓으로 돌리는 것이다. 기본적으로 이 편견은 특정 상황에서 자신을 어떻게든 긍정적으로 보이도록 하는 경향과 관련이 있으며 따라서 개인의 자존감과 연결된다.

그릇된 합의 효과는 사회적 현실이 공유된다는 가정에 근거를 둔다. 이는 또한 사회비교 이론과도 관련이 있다. 우리가 위협을 받을 때 그릇된 합의 효과는 더욱 뚜렷해지는데 그 이유는 타인과 의견을 같이 함으로써 사회적으로 구성된 현실을 더 견고하게 만들 수 있기 때문이다.

방어적 귀인은 공정한 세상 가설*just world hypothesis*과 연결된다. 인간은 심각한 결과를 초래하는 행동을 한 사람에게 책임을 묻는데 자신보다 타인에게 더 많은 책임을 묻는 경향이 있다. 이를 통해 우리는 두려운 상황을 예측할 수 있고 그래서 더 안전하다고 느끼게 된다. 사람들이 결과를 낳은 상황을 분석하기보다 그 상황의 피해자를 비난하게 하는 것이 바로 이 방어적 귀인의 메커니즘이다.

자기중심적 편견은 함께 이룬 결과에 대해 본인이 실제 기여한 부분보다 더 많은 책임을 담당하려는 것이다. 이는 성공과 실패를 구분 짓지 않는다는 점에서 자기편의적 편견과는 다르다. 결과가 긍정적이든 부정적이든 자신이 항상 더 많은 책임을 맡고자 한다.

또한 상호작용에서 행위와 귀인이 감성적 결과를 가진다는 점을 주목해야 한다. 사회의 문화적 관념과 도식으로 구축되는 감성은 자신 및 타인의 행위에 대한 본인의 대응방식을 형성하며 상호작용에 직, 간접적 영향을 미친다(Ridgeway 1994).

타인에 대한 범주화의 또 다른 결과는 각 개인에게 지위를 부여한다는 것이다. 의료진-환자-통역사의 삼자관계에서 각 참여자의 지위는 자신이 의료상담에 가져오는 정보에 달려있다. 지각, 귀속, 감정, 감성 등을 떠나 삼자관계 상호작용에서 가장 큰 영향력이 큰 요소는 바로 지위다. 지위일반화 이론의 관점에 따르면 관계는 우리가 속한 사회적 범주와 그 범주에 연결된 문화적 관념의 영향을 받는다. 지위는 일종의 교환이다. 자아는 타인을 존중하는데 그 이유는 타인이 자아에게 의미 있는 것을 소유하기 때문이다. 이에 따라 집단 내의 위계질서가 형성된다(Webster and Foschi 1998). 타인이 가진 의미 있는 요소는(지식, 정보 등) 의사소통 당사자들(환자, 의료진, 통역사)에게 의미가 있어야 하고 그 가치를 인정받아야 한다. 그렇지 않다면 지위가 아니라 지배의 위계질서가 되는 것이다. 지위와 지배의 차이점은 전자의 경우 더 높은 지위에 있는 사람이 공동 목표를 달성할 수 있는 능력이 더 뛰어나다는 일반적 정의가 존재한다는 것이다. 자아는 타인을 존중하며 타인이 집단을 위한 공동 목표를 달성하도록 한다.

지금까지 살펴본 여러 이론은 각 개인이 타인의 반응이나 사회 환경에 무관심하다고 보지 않으며 그 반대로 개인이 이런 요소를 인지하고 이에 대응한다고 묘사한다. 이런 점에서 개인은 권력이나 차별, 협의 또는 지위의 존중 등의 요소에 결코 중립적일 수 없다. 이런 이론에서 개인은 사회적 상호작용을 하고 대인관계를 구축하며 감정, 지각, 정보 등에 따라 행동한다고 그려진다. 이런 이론은 일반적인 개인에게 적용되기 때문에 개인으로서 의료상담의 참여자인 통역사에도 마땅히 해당된다. 처음 대면하는 자리에서 통역사는 다른 참여자와 동일한 과정을 겪는다. 한 언어만 구사하는 참여자와 마찬가지로 통역사도 권력과 지배, 높고 낮은 지위 등의 영향을 받는다. 통역사가 중립적이고 보이지 않는 존재처럼 묘사하는 것은 사회학 이론 관점에 비추어봤을 때 옳지 않다.

지금까지 사용한 두 종류의 관점(사회 이론과 사회학 이론)을 통해 우리는 통역 상황의 참여자와 마찬가지로 통역이 있는 대화 그 자체도 사회적으로 구속되고 제약된다는 사실을 이해할 수 있었다. 또한 통역사를 상호작용 내에서 바라보고 상호작용을 이를 포괄하는 더 큰 그림 안에서(병원이든 사회든) 고려할 수 있게 되었다. 그러나 통역사가 자신의 언어를 통해 존재를 드러낼 수 있는지 여부는 짚어보지 않았다(제6장과 7장 참조). 이제 언어인류학 관점을 통해 미시적 차원에서 통역사의 대인관계 역할이 발현되는 현상을 살펴본다.

### 3) 담화의 관점

언어인류학 관점을 통해 우리는 통역이 있는 대화를 담화 차원에서 접근할 수 있으며 따라서 언어공동체*speech community*에 속한 발언자의 개념을 구축할 수 있다(Hymes 1974). 하임즈의 언어 분류*taxonomy of speaking*(1974)는 의사소통 상황을 정의하는 데 사용될 수 있다. 그는 의사소통 상황을(1974: 10) 이를 구성하고 있는 요소의 측면에서 정의한다. (1) 참여자(정보제공자*sender*와 정보수신자*receiver* 등), (2) 채널과 그 사용모드(말하기, 쓰기 등), (3) 참여자들이 공유하는 다양한 기호

체계*code*(언어적, 동작학적 등), (4) 의사소통을 허용하고 장려하는 배경환경, (5) 메시지의 형태와 장르(단일 형태소 문장에서부터 조직된 관례와 스타일까지), (6) 메시지의 태도와 내용, (7) 사건 그 자체.

하임즈의 말하기 이론*theory of speaking*은 말하는 방법, 말하는 사람, 언어공동체, 언어 상황, 언어 사건, 언어 행위, 언어 규칙, 언어 기능을 근본적 개념이라 간주한다. 그는 또한 다음의 언어 구성요소를 분석한다(1974:53-62).

1. 메시지 형태. 특정 언어공동체의 구성원이 전달하는 메시지의 형태 및 위에서 묘사한 특성에 따라 전달하는 메시지의 형태.
2. 메시지 내용. 주제와 주제 변화.
3. 배경환경. 언어 행위, 일반적으로 물리적 환경의 시간과 장소.
4. 장면*scene*. 상황의 문화적 정의. 심리적 배경.
5. 참여자. 발언자 혹은 정보제공자, 발신자*addressor*, 청자, 정보수신자 혹은 청중, 수신자*addressee*를 포함할 수 있음.
6. 목적, 결과. 언어공동체가 인정한 언어 상황의 예상된 결과.
7. 목적, 목표. 참여자의 의도와 그들이 정의하는 전략.
8. 음조*key*. 언어 행위의 어조, 매너, 분위기(심각성, 풍자 등).
9. 채널. 언어 전달의 매개(구두, 필기, 시각적 등).
10. 언어의 형태. 언어 사건이나 행위에서 사용된 다른 언어, 방언, 다양성, 어역. 채널과 함께 언어의 수단이나 행위로 활용될 수 있음.
11. 상호작용의 규범. 말하기를 지배하는 규칙.
12. 통역의 규범. 공동체의 관념 체계 및 그것이 발화를 이해하기 위한 준거의 틀*frame of references*과 어떻게 상호작용하는가.
13. 장르. 언어의 범주(시, 신화, 설화, 속담, 수수께끼, 욕, 기도, 연설, 강의 등). 언어 사건과 종종 일맥상통하기도 하지만 장르는 분석적인 측면에서 별개로 다루어야 한다.

단일 언어 내에서 일어나는 의료적 소통 상황에서(의료진과 환자 간의 면담 등) 의료진은 언어공동체(의료 환경)에서 일어나는 말의 방식에 익숙하다고 가정할 수 있다. 이는 의심할 여지없이 의료진이 그 언어공동체의 능숙한 발언자라는 것을 의미한다. 이는 다른 언어공동체에 속한 환자들에도 똑같이 적용되는데 이들과 의료진은 말하는 방식이 서로 다르다. 그래서 의료진과 환자 사이에 일어나는 모든 의사소통 상황의 예에서 발언자들은 동일한 언어공동체에 속하지 않는 경우가 많다. 실제 의료상담 시 이런 용어가 적용되는 방식을 보기 위해 의사와 환자가 곧 있을 환자의 수술 절차를 논의하는 대화를 예로 들어보자. 이 예의 언어 상황은 의료진과 환자(각기 다른 언어공동체에 속해있음)가 앞으로 있을 수술 상황과 관련 건강 문제에 대해 대화하는 것이다. 언어 사건은 면담 동안의 대화이며(의사가 환자에게 진료 과정을 설명한다) 언어 행위는 면담 동안의 말이다(어조, 아이러니. 즉 환자가 수술 전 면담 과정의 불필요한 복잡성에 대해 좌절감을 표현할 때 아이러니를 사용).

## 2. 단일언어 대화와 통역이 있는 대화: 유사점과 차이점

하임즈의 의사소통에 대한 접근은 포괄적이고 복잡하다. 이를 통해 우리는 어떻게 통역을 통한 의사소통을 이해할 수 있을까? 하임즈의 근본 개념에 기반을 둔 <표 1>은 단일 언어 대화*monolingual communicative event(*MCE)와 통역이 있는 대화(ICE)의 유사점과 차이점을 보여준다 (Angelelli 2000).

표에서 보이듯이 상기 두 방식의 의사소통에는 많은 차이가 있다. 여기서는 가장 두드러진 차이점을 다루기로 한다.

- **장면** : 통역이 있는 대화에서 통역사는 두 사람이 공유하지 않는 심리적 배경환경을 살펴볼 수 있다. 통역사가 발언자와 청자 양측과

끊임없이 상호작용함으로써 협상이 진행되고 내용이 명확해진다. 통역사는 이 과정에서 중요한 역할을 한다. 만일 통역사가 이런 정보를 탐구하지 않기로 결정한다면 통역사는 두 참여자의 입장에서 문지기 역할까지 담당할 수 있다. 이런 경우 각 당사자는 스스로 의사소통 장면을 발견할 수 없기 때문이다. 반면 단일 언어 대화에서 발언자와 청자가 장면을 공유하지 않는다면 이를 명확히 하고 필요한 경우 서로 의미를 협상하는 것은 두 사람에게 달렸다.

• 참여자 : 통역이 있는 대화에서는 세 명의 참여자가 지속적으로 상호작용한다. 통역사의 역할은 예측 불가능하다(관계정리자*traffic controller*, 교육자, 요약자, 조율자 등). 단일 언어 대화에서는 두 명의 참여자가 있고 상호작용의 주체는 이들로 제한된다. 반면 통역이 있는 대화에서는 더 많은 참여자와 상호작용이 존재해 복잡성이 더해진다.

• 목적과 결과 : 문화와 언어의 차이는 통역이 있는 대화의 결과에 영향을 줄 수 있다. 당사자들은 관념과 기대를 공유하지 않을 수 있다(단일 언어 대화에서도 마찬가지일 수 있다는 점을 말해둔다). 통역이 있는 대화에서는 두 명 대신 세 명의 참여자가 있기 때문에 상호작용의 복잡성이 더해지고 이는 결과적으로 결과에 영향을 미친다. 통역사의 참여로 의사소통 결과에 다양한 차원의 가능성이 더해진다. 단일 언어 대화에서는 그렇지 않다.

• 메시지 형태와 내용 : 통역이 있는 대화에서 통역사는 자신이 잘 알지 못하는 발언자의 역량을 파악하고 탐구하려 한다. 통역사는 자신의 발언을 첨가하면서 다른 발언자의 메시지 형태와 내용을 조절할 수 있다.

• **언어 형태** : 통역이 있는 대화에서 통역사는 발언자와 청자의 언어 형태를 다루는 동시에 자신의 언어 형태를 개입시킨다. 세 명의 의사소통 참여자가 모두 언어를 공유하지 않는다. 오직 통역사만이 다른 두 사람과 언어를 공유한다. 이는 두 참여자가 같은 언어를 공유하는 단일 언어 대화에서는 적용되지 않는다.

• **상호작용 규범과 통역 규범** : 단일 언어 대화에서는 일반적으로 상호작용과 통역의 규범을 공유하는 양측 간 쌍방향 상호작용이 있다. 이 점에서 상호작용 및 통역 규범의 차이는 미미하다. 그러나 통역이 있는 대화에서 1개 언어를 구사하는 두 명의 발언자는 통역사를 통해 상호작용과 통역 규칙을 협상하게 되는데 통역사 본인이 지니는 규칙으로 인해 상호작용이 더 복잡하게 된다. 이 분석은 단일 언어 대화와 통역이 있는 대화는 유사성보다 차이점이 더 많고, 이러한 차이점은 통역이 있는 대화에 부여된 복잡성의 결과라는 사실을 잘 드러낸다.

언어인류학적 관점은 사회적 책임을 지니고 대화에 임하는 발언자를 살펴봄으로써 각 대화의 발언자가 어떻게 메시지를 구성하고, 공동 구성하는지 알아본다. "인간은 사회적 행위자로서 '책임'이 있다고 말하는 것은 상대적으로 새롭게 영어를 말하는 방법"이라고 리처드 니브허는 주장한다(1963:65). "현대 시대에 등장한 새로운 개념인 '책임'은 대화 참여의 특성을 뜻하는 더욱 오래된 개념인 '반응성*responsiveness*'에서 유래한 것으로, '자아가 반응하는 대상을 통역함에 있어 상대적으로 일관성 있는 계획을 가진 자아의 연속성'이라는 개념 및 '반응의 대상이 되는 행위주체가 속한 공동체의 연속성'이라는 개념의 발전을 나타낸다"(Niebhur 1963:65). 힐과 어바인(1992)의 에세이 모음집에 따르면 대화에 참여하는 것은 일종의 책임감으로 집중력을 필요로 한다. 언어인류학의 최근 패러다임 전환은 각 개인에게 의미를 부여하기보다 상호작용 과정에서 대화 구축에 의미를 부여한다. 이 패러다임의 전환은 통역사의 대인관계 역할 연구에 중요하다. 이를 통해 우리는 통역사를 대화에 참여하는 발언자로 보게 된다. 이 참여는 책임을 수반하고 대화에서 명확하게 드러난다.

이 패러다임의 전환을 설명하는 다른 지식 체계는 말의 민족지학 *ethnography of speaking*(언어 사건과 의미의 문맥화에 집중함), 상징적 상호작용론, 그리고 대화의 사회학적 연구, 철학, 문학 비평, 담화 분석이다. 대화성*dialogicality* 및 의미의 사회적 구축을 강조하는 패러다임의 전환은 지식과 행위 간의 긴밀한 연관관계를 내포한다(Hill and Irvine 1992). 사회적 참여자들은 지식 구축 과정에서 자신의 힘을 발휘함으로써 사실을 확립하고, 정보를 모으거나 요청하기 위해 상호작용한다. 이들의 힘은 알게 된 것, 의심한 것, 또는 증명한 것에 따라 행동할 때 현실화된다. 이는 개인은 상호작용의 참여자로서 지식 있고 책임감 있는 행위 주체라는 것을 의미한다. 책임감을 분석하기 위한 열쇠는 개인주의적 의미 관점에서 제안된 것처럼  발언자의 개별적 의도에서 나타나는 책임감이 아니라 상호작용에서 구현되는 책임감의 모습을 살펴보는 것이다(Duranti 1992).

사모아 마을 사례 연구에서 두란티(1992)는 발언자의 책임감이 문맥적으로 또 협동적으로 정의되는 방법을 묘사한다. 의미는 개인이 소유하는 것보다 협력 성과의 결과로 봐야 한다. 이 의미 개념은 통역 문헌에서 나타나는 바와 비교했을 때 특히 흥미롭다. 통역 서적에서는 의미란 객관적이고 발언자로부터 독립되어 있다고 주장한다. 객관적 의미의 이데올로기에 근거를 둔 이런 서적들은 다른 언어로 같은 의미를 의사소통할 수 있는 비가시적 언어 변환장치*invisible language switcher*를 옹호한다. 언어인류학 관점은 이 개념이 그릇된 이유를 이해하는 데 도움을 준다. 또한 이 관점을 통해 발언자 의사소통의 복잡성과 발화 시 의미의 공동 구성을 점검할 수 있다.

의미와 책임의 사회적 공동 구성을 보여주는 다른 예는 월로프*Wolof* 부족 마을의 욕설과 책임에 관한 어바인의 연구에서 찾아볼 수 있다. 그녀의 주장에 따르면 욕설은 단순히 말의 집합이 아니라 "언어적, 사회적 요소의 상호작용을 통해 대화 내에서 구성된 의사소통 효과인데 발언의 명제적 맥락은 이러한 요소 중 하나일 뿐이다. 사실 그 내용만 따로 분리하면 칭찬처럼 보일 수도 있다"(1992:110). 어바인은 찬송 가수*praise singer*의 예를 들었다. 이 가수는 가죽세공사 가족을 찬송하기 위해 고용됐다. 이 가수는 자신의 일에 비해 보수가 적다고 생각해서 가족을 지나치게 찬송하는 방법으로 조롱했고 청자들도 이를 알아차렸다. 가수는 가족의 조상을 왕과 여왕이라 불렀고(당연히 이는 사실이 아니었다) 결국 찬송은 모욕으로 바뀌었다. 이 예는 사회 책임에 대한 어바인의 관점을 잘 보여준다. 명백하거나 직접적인 모욕은 없었기 때문에 가족은 지나친 찬송에 대해 반대할 수 없었다. 반면 관객들은 찬송의 상당 부분이 풍자적이었다는 것을 알았기 때문에 가족의 명예와 명성은 훼손되었다. 이 경우 모욕은 청중이 있어야만 모욕이 되는 것이다. 이 사례는 다음과 같은 사실을 알려준다. 대화 내 다른 공동참여자와 마찬가지로 통역사도 발언자로부터 독립되어 존재하는 명제적 맥락에서 메시지를 구성할 뿐 아니라 언어적, 사회적 요소의 상호작용에서도 메시지를 구성해낸다는 사실을 언어인류학 관점을 통해 알 수 있다.

책임과 행위의 공동 구성을 더 잘 보여주는 예는 힐과 제페다(Zepeda 1992)가 분석한 파트리치오 부인의 경우다. 파트리치오 부인의 아이는 최근 학교에 결석했고 그녀는 이것이 자신에게 부정적으로 반영되지 않기를 바란다. 교장과 면담을 할 때 그녀는 동정을 얻고자 한다. 힐과 제페다의 분석에 따르면 발언자가(대표적으로 파트리치오 부인) 개인 경험을 말할 때 이들은 자신에게 우호적인 측면을 부각하려 노력하고 자신에게 해를 줄 수 있는 면은 최소화하려 한다. 저자들이 말하기를 "그 과정에서 발언자가 드러내는 일상의 문화적 틀*cultural frames*을 통해 이들의 행위와 책임을 이해할 수 있다"(1992:197). 수사적*rhetorical* 도구를 사용함으로써 파트리치오 부인은 아들의 무단결석에 대한 본인의 책임가능성을 제한한다. 이 수사적 도구는 책임을 분배하는 데 도움을 주고 그래서 책임을 개인행위 주체의 부담이 아닌 사회적 분야에서 공유하는 요소로 만든다. 부인은 간접화법*reported speech*을 사용하고 명백한 언급을 하기보다 상대 발언자가 결론을 짓게 만든다. 또한 법적 지위 및 교육 체계에 대한 지식부족에 바탕을 두고 자신은 상황 전개를 바꿀 수 없다고 묘사함으로써 책임을 분배시킨다. 파트리치오 부인의 예를 통해 힐과 제페다는 책임이 담화와 무관하지도 않고 오직 한 행위 주체에만 내재되지도 않음을 보여준다. 책임은 대화 당사자들에 의해 모두 공유되고 공동으로 구축되는 것이다.

이 장의 서두에서 "아무리 거대한 망원경이라도 사람의 눈에 닿는 렌즈는 사람의 눈보다 크지 않다"는 비트겐슈타인의 말을 인용했다. 필자는 통역사의 역할에 대한 문제를 살펴보기 위해 세 개의 망원경을 사용하자고 주장했다. 사회학적, 사회적, 언어인류학에서 쓰인 렌즈, 즉 관점은 별개로 생각해서는 안 된다. 이들 모두를 일종의 도구 모음으로 함께 활용해야 통역사의 역할에 대한 우리의 관점을 향상시킬 수 있다.

이 이론들을 종합해 볼 때 우리는 각자의 성향, 지각, 관념을 지니고 대화에 참여하는 발언자를 생각하게 된다. 발언자는 사회의 일부인 제도 안에서 상호작용하면서 행위와 책임을 활용하고, 제도와 사회에서 작용하는 힘들은 상호작용에 영향을 미친다. 타인과 상호작용하는 각 개인은 의미를 공동으로 구축하는 데 중요한 역할을 한다. 이를 통해 각 개인은 상호작용이 속한 제도와 사회의 영향 사이에서 균형을 잡기 위해 노력한다. 통역사 역시 이로부터 예외가 아니다.

〈표 1〉 단일언어 대화(MCE)과 통역이 있는 대화(ICE)의 근본 개념

| 하임즈의 담화 구성요소 | 병원 환경의 MCE | 병원 환경의 ICE |
|---|---|---|
| 배경환경: 언어 행위, 일반적으로 물리적 환경의 시간과 장소 | 배경환경: 언어 사건의 물리적 환경(시간과 장소)은 발언자에게 분명하지만 각 발언자에게 같은 의미는 아닐 수 있다. 의료진은 환자보다 배경환경에 더 친숙하며 의료진과 환자는 친숙도의 양 극단에 서있다. 언어 행위의 시간, 공간, 물리적 환경은 발화의 문맥을 제공하기 때문에 의사소통에서 중요한 역할을 한다. | 배경환경: 언어 사건의 물리적 환경(시간과 장소)은 세 명의 발언자에게 모두에게 동일하게 분명하지 않다. 배경환경은 같은 방식으로 구축되지 않더라도 발화의 문맥을 제공함으로써 의사소통에 중요한 역할을 한다. 병원소속 통역사는 환자보다 배경환경에 더 친숙할 수 있다. 의료진은 가장 친숙하고 환자는 가장 친숙하지 않다고 가정할 때 배경환경에 대한 병원소속 통역사의 친숙도를 본다면 의료진 쪽에 더 가깝다. |
| 장면: 상황의 문화적 정의. 심리적 배경. | 장면: 의료진과 환자는 같은 언어공동체에 속하지 않기 때문에 장면을 완전히 공유하지 않을 수 있다. 의료진은 환자보다 병원에 더 오래 머문다. 환자는 의료진과 의사소통을 할 때만 이 장면 내에서 상호작용한다. | 장면: 의료진, 환자, 병원소속 통역사는 같은 언어공동체에 속해있지 않기 때문에 장면을 완전히 공유하지 않을 수 있다. 환자보다는 병원소속 통역사가 해당 장면에 대한 접근이 더 가능하고 개념이 명확할 수 있는데(환자는 자신의 문화에서 다른 장면에 더 익숙할 수 있다) 그 이유는 병원소속 통역사는 외부인으로서가 아니라 발견하는 당사자*discovering party*로서 탐구하기 때문이다. 상황에 대한 부가적 설명이 필요할 수 있다. |
| 참여자: 발언자 혹은 정보제공자, 발신자, 청자, 정보수신자 혹은 청중, 수신 | 발언자 또는 정보 제공자: 의료진과 환자 모두 발언자가 될 수 있다. 하지만 의 | 발언자 또는 정보 제공자: 병원소속 통역사는 환자와 의료진이 청자와 발언자가 됨 |

| 하임즈의 담화 구성요소 | 병원 환경의 MCE | 병원 환경의 ICE |
|---|---|---|
| 자 등을 포함할 수 있음. | 료진과 환자 사이 힘의 차이 때문에 의료진이 종종 발언자 역할을 맡게 된다. | 에 따라 그 대화에서 발언자와 청자가 된다. 병원소속 통역사는 1개 언어만 구사하는 다른 두 명의 의사소통을 조율할 때 의료진보다 더 자주 발언자가 된다. 특히 기술 용어나 문화적 적응을 설명할 때 그렇다. 병원소속 통역사는 다른 두 명의 발언자보다 더 많이 청자가 된다. |
| | 청자, 정보 수신자, 청중: 의료진과 환자 간 상호작용은 꾸준하다. 직접적으로 의미를 협상하는 것은 항상 가능하지만 힘의 차이는 존재한다. | 청자, 정보 수신자, 청중: 병원소속 통역사는 모든 담화에서 청자 혹은 정보 수신자가 된다. 통역사를 통하지 않고는 환자와 의료진 사이에 구두로 이루어지는 상호작용은 거의 없다. |
| | 수신자: 발신자/발언자(의료진/환자)는 각 대화에서 수신자(의료진/환자)를 파악한다. 의료진과 환자는 목적지에서 해당 메시지와 사건을 어떻게 바라볼지 예측할 수 있다.(환자가 질문의 중요성을 이해하는가? 의료진은 환자의 목소리나 어조에서 연민을 느끼는가?) | 수신자: 환자와 의료진은 언어를 공유하지 않기 때문에 병원소속 통역사가 수신자를 파악한다. 이를 통해 통역사는 목적지에서 해당 메시지와 사건을 어떻게 바라볼지 예측할 수 있다.(환자는 이 용어를 이해할 것인가? 의료진은 이 민간요법 사용에 혼란을 느낄 것인가?) 병원소속 통역사는 각 대화에서 발언자, 청자, 수신자, 통역사 등 다양한 역할을 담당한다. |
| 목적/결과: 언어공동체가 인식한 언어 사건의 예상된 | 목적/결과: 당사자는 사건의 결과를 직접 협상한다. | 목적/결과: 병원소속 통역사는 의사소통 사건의 특정한 |

| 하임즈의 담화 구성요소 | 병원 환경의 MCE | 병원 환경의 ICE |
|---|---|---|
| 결과. | (환자가 수술에 동의할 것인가, 아닌가?) 직접 협상의 가능성이 있으며 대화 당사자들은 협상의 결과에 친숙하다.(예: 의료진은 환자에게 직접 건강보험 문제에 대해 이야기를 하고 기술적 언어를 사용한다.) 협상이 환자나 의료진에게 학습과정이나 경험이 되리라고 예상하지 않는다. 가족들에게 먼저 말하거나 환자를 회피하는 행동은 용인되지도 예상되지도 않는다. | 결과가 무엇인지 이해하지 않으면 일을 할 수 없다. (이 면담이 수술 결정에 관한 것인가, 아니면 수술 준비를 위한 것인가?) 세 명이 참여하는 협상에서는 한 언어만 사용되는 면담에서보다 훨씬 복잡한 기대가 존재한다. 환자와 의료진 사이의 관계 결과는 언어와 문화에 걸쳐 다르다. 병원소속 통역사는 이에 적응하고 나타나는 대로 협상할 필요가 있다.(예: 병원소속 통역사는 논의 사항에 대해 길게 설명할 때 문화적으로 용인되지 않는 부분을 당사자들에게 경고할 필요가 있다.) 따라서 원래 언어 사건의 목적보다 더 많은 목적이 존재하게 된다. |
| 목적/목표: 참여자의 의도와 그들이 정의하는 전략. | 목적/목표: 참여자의 의도와 의료상담 시 정의된 전략을 직접 표현한다.(누가 수술에 관한 결정을 하는가? 이 결정으로 누가 영향을 받고 그 사람은 그 결정과정에 어떻게 순응할 것인가?) 환자와 의료진이 힘의 차이를 드러낸다. | 목적/목표: 병원소속 통역사는 참여자의 의도 및 결과 내 목표에 집중하고 양측 문화와 언어에서 이를 묘사한다.(환자는 생사를 결정하는 토론에 왜 직접 참여하려 하지 않는가? 왜 의료진은 이 과정을 필요로 하는가?) 동시에 병원소속 통역사의 존재는 언어 사건 동안 고려해야 하는 여러 목표를 만들어 낸다. |
| 메시지 형태: 특정 언어공동체의 일원이 위에서 나열한 묘사적 특성에 따라 | 메시지 형태: 참여자가 언어는 공유하지만 반드시 언어공동체를 공유하는 것 | 메시지 형태: 발화 방법이 그룹 내에서 더 공유되고 의미 있어 실수록 중요한 |

| 하임즈의 담화 구성요소 | 병원 환경의 MCE | 병원 환경의 ICE |
|---|---|---|
| 어떻게 발화하는가. | 은 아니기 때문에 발화 형태를 조율하고 간극을 줄이기 위해 언어에 의존할 수 있다. 하지만 환자가 너무 소극적이어서 질문을 하지 못하면 면담을 끝나고 의구심을 가지게 되는데, 환자를 대신해 행동해 줄 사람이 없기 때문이다. 만일 의료진이 갑작스럽게 나쁜 소식을 알리면 그 갑작스러움은 환자에게 고스란히 전달된다. | 단서를 효과적으로 전달할 확률이 높다(p.55). 병원소속 통역사는 공동체 준구성원인 덕택에 의료진 공동체의 구성원들이 말하는 방식에 익숙하다고 볼 수 있다. 통역사는 의료진 공동체의 구성원이 지니고 공유하는 능력을 알기 때문에 명시적 발언의 내용 그 이상을 이해할 수 있다. 일반적으로 통역사는 환자의 다양성에도 불구하도 환자들의 발화 방법에 익숙하다. 이런 점에서 통역사는 메시지를 전달하는 하나 이상의 형태에 익숙하다는 점에서 한 개 언어만을 구사하는 참여자들에 비해 유리하다. 통역사는 메시지 형태를 설명하고 완화하거나 조율할 때 메시지 형태에 또 다른 측면을 덧붙인다. |
| 메시지 내용: 주제와 주제 변화. | 메시지 내용: 참여자는 대화의 의미를 주의 깊게 따라가면서 주제와 주제의 변화를 따라갈 수 있다. 양측 발언자 모두가 반드시 메시지를 이해하지는 않지만 단일 언어 대화에서는 직접 협상이 이루어진다. | 메시지 내용: 메시지 내용은 메시지 형태보다 구체적으로 보이기 때문에 공동체의 준구성원에게 접근이 용이할 수 있다. 병원소속 통역사는 대화의 의미를 주의 깊게 따라가면서 주제와 주제의 변화를 따라갈 수 있다 다른 참여자들은 이를 할 수 없기 때문에 통역사에 의존한다. 통역사는 메시지를 설명하고 완화하며 조율하면서 내용에 새로운 측면을 덧붙인다. |

| 하임즈의 담화 구성요소 | 병원 환경의 MCE | 병원 환경의 ICE |
|---|---|---|
| 음조: 언어 행위의 어조, 매너, 정신(심각성, 풍자 등) | 음조: 의료진과 환자는 다른 발언자의 어조, 매너, 정신에 집중한다. | 음조: 병원소속 통역사는 다른 두 발언자의 어조, 매너, 정신에 집중한다. 통역사의 발화는 ICE의 음조에 제3의 요소를 추가시킨다. |
| 채널: 언어 전달의 매개(구두, 필기, 신호 등) | 채널: 참여자는 한 개의 언어 입력양식*input mode*만이 있는데 그것은 각자의 발화이다. | 채널: 병원소속 통역사는 말이라는 하나의 입력 양식을 갖는데 이는 가끔 두 맥락으로 나뉠 수 있다(각 참여자의 말이 서로 겹칠 때 한 명 당 한 맥락). 또한 통역사는 자신의 발화가 구두로 표현될 때 또 하나의 맥락을 추가한다. |
| 언어의 형태: 언어 사건이나 행위에서 사용된 다른 언어, 방언, 다양성, 언어 사용역(어역), 채널과 함께 쓰여 언어의 수단이나 행위로 활용될 수 있음. | 언어의 형태: 참여자들 간 어역과 다양성의 차이는 가능하지만 언어는 공유한다. 단일 언어 상황에서는 협상과 부가적 설명이 가능하다. | 언어의 형태: 병원소속 통역사는 각 참여자가 사용하는 여러 어역과 다양성을 알아야 할 필요가 있다. 통역사는 어역과 다양성을 반드시 공유하는 것은 아니지만 언어를 공유한다. 각 참여자와의 협상이나 부가적 설명의 여지가 있다. 통역사의 다양성과 어역은 의사소통의 복잡성을 더욱 가중시킨다. |
| 상호작용의 규범: 말하기를 지배하는 규칙. | 상호작용의 규범: 보통 참여자는 질문, 답변, 순서 바꾸기에 대해 무엇이 적절한가라는 기준을 공유한다. | 상호작용의 규범: 영어권의 의료진과 영어를 구사하지 못하는 환자는 발화 방법에서 동일한 적절성의 기준을 공유하지 않을 수 있다. 예를 들어 대화에서 상대방의 발언이 끝나기 전에 말하는 것이 사회 언어적으로 통용되는 스페인어권 국가 출신의 환사라고 가정하사. 의 |

| 하임즈의 담화 구성요소 | 병원 환경의 MCE | 병원 환경의 ICE |
|---|---|---|
| | | 료진은 순서대로 발언하는 것을 예상하고 있다면 이로 인한 오해나 착각으로 긴장이 발생할 수 있다. 제 3자로서 병원소속 통역사는 대화 관계를 정리하려고 노력할 수 있는데 이는 긴장 상황에 추가 요소를 더한다. 통역사는 양 발언자 간 차이점에 대해 발언자들을 교육시키기로 결정할 수 있고 그래서 추가적 요소가 더해진다. |
| 통역의 규범: 공동체의 관념 체계 및 발화를 이해하기 위한 준거의 틀과 어떻게 상호작용하는가. | 통역의 규범: 보통 참여자들은 주저함이나 시선을 피하는 행동이 의미하는 바를 공유한다. | 통역의 규범: 보통 병원소속 통역사는 발화를 통역하는 데 있어 쌍방향으로 초점을 맞출 것이다. 통역사는 청자에게 받아들여질 수 있는 방법으로 어떻게 발언자를 묘사할 것인지 혹은 그 반대의 경우에 대해 고민한다. 만일 환자가 한국인이면 의료진과 눈을 잘 맞추려하지 않을 것이다. 만일 의료진이 한국 문화에 익숙하지 않으면 의심을 가질 수 있다. 통역사는 이런 요소에 신경 써야 한다. 또한 통역사는 또 다른 공통 참여자로서 조율해야 하는 통역 상황에 다른 일련의 규범을 적용한다. |
| 장르: 언어의 범주(시, 신화, 설화, 속담, 수수께끼, 욕설, 기도, 연설, 강의 등). 언어 사건과 종종 일 | 장르: 양측 참여자가 의사소통의 언어 장르를 파악한다면 이득을 볼 수 있는데 언어 장르는 언어 상황 | 장르: 병원소속 통역사는 의사소통의 언어 장르를 파악한다면 이득을 볼 수 있는데 언어 장르는 언어 상황 |

| 하임즈의 담화 구성요소 | 병원 환경의 MCE | 병원 환경의 ICE |
|---|---|---|
| 맥상통하기도 하지만 장르는 분석적 측면에서 별개로 다루어야 한다. | 과 항상 일치하지 않을 수 있다. 예를 들면 의료진은 특정 사건에 대해 환자에게 강의할 수 있지만 분명 그 상황은 강의가 아니다. 장르를 인식하는 것은 당사자들, 즉 환자와 의료진의 책임이다. | 과 항상 일치하지 않을 수 있다. 단일 언어 구사자는 원래 장르에 접근할 수 없기 때문에 이를 이해하기 위해 통역사에 의존한다. 하지만 통역사가 장르를 바꾸기로 결정할 수도 있기 때문에 두 개의 장르가 공존할 수 있다. 예를 들면 의료진은 몸을 잘 관리하라는 목사의 조언을 흉내 내기 위해 설교의 일부를 언급할 수 있지만, 의료진이 실제로 설교하는 것은 아니다. 때로 이러한 차이는 상대 발언자에게 명확하지 않을 수 있기 때문에 통역사는 이를 명확하게 밝혀야 한다. 또한 통역사는 이런 상황을 훈계의 일종으로 생각할 수 있어 본인의 해석에 따른 장르로 바꿀 수도 있다. |

# 제4장 캘리포니아 호프: 변화하는 시대의 공공병원

제 4 장

# 캘리포니아 호프: 변화하는 시대의 공공병원

주어진 대상의 출생에서 죽음에 이르는 모든 단계와 변화의 발전 과정을 연구에 포함시킨다는 것은 근본적으로 그 대상의 속성, 본질을 찾아낸다는 의미인데 "그 이유는 대상의 움직임 안에서만 그 본질을 볼 수 있기 때문이다." 따라서 행동에 대한 역사적 연구는 이론적 연구의 일부가 아니라 그 토대를 형성한다.

- 레프 비고츠키*Lev Vygotsky*의 <사회 속의 정신> 중(1978:64-5)

의료통역의 복잡한 특성과 통역사의 다양한 역할을 이해하기 위해서는 장기간에 걸쳐 문맥적 상황에서 자생적 데이터를 연구해야 한다. 이번 장에서는 이런 주제를 한 공공병원의 경우에 비추어 문화기술적인 방법으로 살펴보고자 한다. 도입 부분에서는 이 의료기관을 연구지로 선정한 이유를 설명하고 연구 동의를 얻은 과정을 기술한다. 다음으로는 연구지가 있는 도시와 연구지 전반(캘리포니아 호프 병원) 및 세부 연구지의 정보원(통역서비스실에서 근무하는 통역사)에 대한 간략한 설명으로 시작해 연구 자체에 대한 소개를 하려 한다.

## 1. 연구대상현장 물색

다음 순서는 다양한 의료통역을 관찰할 수 있는 연구지를 설정하는 것이었다. 이런 측면에서 캘리포니아 호프*California Hope*[1])에서는 하루 중에도(직접 면담이나 스피커폰 연결을 통한) 통역이 매우 빈번하게[2]) 이루어졌기 때문에 그 특이성을 인정해 연구대상지로 선정했다.

## 2. 시범 연구

연구의 타당성을 파악하기 위해 캘리포니아 호프 병원에서 1년 간 시범 연구를 실시했다. 이 연구에서는 통역사를 관찰하고 동행하며 기록한 후, 기록 내용을 분석했다. 시범 연구 결과, 대화 중 통역사의 가시성이 다양하게 나타나는 것으로 드러났고 이에 따라 캘리포니아 호프 병원이 통역사의 역할을 관찰하기에 적합한 장소라 결론 내리게 되었다.

연구의 타당성을 판명한 뒤 캘리포니아 호프 병원 이사회의 동의를 얻기 위해 연구 계획서를 제출했다. 이번 연구의 성격과 주제는 캘리포니아 호프 병원 이사회에서 검토하는 일반적인 연구 주제(신 치료법을 적용한 임상 실험 등)와 달랐고 대부분의 이사회 구성원들이 병원의 행정 직원이거나 통역사를 통해 환자를 매일 접하는 의사였기에 이사회에서는 본 연구에 상당한 관심을 보였다.

---

1) 참여자의 프라이버시 보호를 위해 모든 인명, 장소, 기관명은 가명을 사용했다.
2) 연구지의 프라이버시 보호를 위해 참고자료는 생략했다.

## 3. 동의 얻기

병원 이사회가 연구 계획을 승인하자 모든 관계 부서의 책임자가 동의서와 기타 서류(연구 계획서와 스피커폰용 구두 동의서 원고)를 보내주었다. 연구 대상자들은 개인적으로 소개를 받거나 이메일로 연락해 만나기로 했다.

캘리포니아 호프 병원의 통역서비스실 실장은 연구의 세부 계획을 설명하기 위해 통역사들을 만날 수 있도록 해주었다. 근무시간 중 모든 통역사들을 모아 회의를 하는 것은 불가능했기 때문에 각 통역사와 개별적으로 만날 수밖에 없었다. 면담의 목적은 연구에 대해 설명하고 통역사들이 세부적 연구 계획에 대해 우려하는 부분을(연구를 시작하기 전에 미리) 해소하는 것이었다. 그런데 통역사들과 신뢰를 구축하기 위한 초기 단계에서 두 가지 장애물이 나타났다. 첫째, 통역사를 관찰할 때 녹음이나 관찰을 하면 통역사들은 즉각 이를 업무의 정확도를 기록하거나 자신의 통역에서 오류를 찾아내기 위한 행동이 아닌지 의심했다. 지금까지 통역사들의 통역 내용을 아무도 녹음한 적이 없었기 때문에 이들은 자료 사용에 대해 우려를 표명했다. 둘째, 통역서비스실 실장은 필자를 정보를 수집하고 분석하는 연구자가 아니라 통번역 분야에서 잔뼈가 굵은 전문가이며 교육계에 몸담고 있는 사람으로 소개하겠다고 고집했다. 불신와 위협감(이는 이미 통역사들의 마음 속 깊이 자리 잡고 있었다)의 문제가 발생할 수 있다고 우려를 표명했으나 실장은 계속해서 의견을 굽히지 않았다.

통역 상황이 시작될 때 매번 환자로부터 동의를 얻기 위해 설득을 해야 했다. 의료진은 본 연구의 목적과 방식에 대해 간략한 설명을 들었음에도 불구하고 통역사를 요청할 때마다 동의 요청을 하는 데 적응하기까지 몇 개월이 걸렸다. 면담 통역에서 환자의 동의를 받는 책임은 필자의 몫이었다. 스피커폰을 통해 이루어지는 통역에서는 통역사가 동의를 받았고 이 때문에 각 면담 통역에 45초에서(참여자가 질문을 할 경우) 2분 정도가 더 소요되었다.

## 4. 심층 연구

### 1) 도시

콘테*Conte*는 1700년대 중반 건설되고 1800년대 중반 인근 도시와 통합되어 현재 미국의 10대 도시에 속한다[3](2001년 1월 1일 재무부 발표 기준). 이 지역의 역동성이 가능했던 부분적 이유는 다수의 하이테크 및 제조업 회사 덕분에 경제가 계속 번영을 구가한 것이다. 콘테는 전미 10대 수출 지역이며 전 세계의 여러 국가와 긴밀한 경제적 관계를 맺고 있다. 가계 소득 측면에서 콘테는 연간 가계 소득 평균*median*이 약 5만 달러로 미국의 상위 5대 도시에 속한다. 콘테는 가장 저렴한 비용으로 최상의 서비스를 제공하기 위해 노력해왔다. 연간 시 예산은 10억 달러 이상이며 이 덕분에 시정부가 주민과 기업을 대상으로 다양한 서비스를 제공할 수 있게 되었다. 교육 서비스 분야를 보면 7개 대학 및 단과대학, 11개 학군이 있다.

콘테는 인구와 노동력이 문화적, 인종적으로 다양하며 많은 주민들이 다양한 문화 정체성을 지니고 있다는 점에 자부심을 느끼고 있다. 일례로(통합교육구*Unified School District* 내) 주민들은 46개 이상의 언어를 구사한다. 현재 80만이 넘는 콘테 인구는 흑인계 미국인(4.4%), 아시아 및 태평양계(18.6%), 중남미계(26.6%), 백인계(49.6%), 기타(0.8%)로 구성되어 있다.

---

3) 수치는 실제 연구지의 프라이버시를 보호하기 위해 개략적으로 처리되었으며 연구 당시 상황을 반영한다.

### 2) 병원

캘리포니아 호프 병원은 콘테의 외곽 지역에 위치하며 공공병원으로 벨라스케스 카운티가 소유 및 운영하고 있다. 캘리포니아 호프 병원은 1876년 벨라스케스의 첫 의사였던 굿하트*Goodheart* 박사의 노력으로 현재 위치에 설립되었다. 캘리포니아 호프 병원의 첫 훈련 프로그램이었던 간호학교(학생은 3명)는 1905년 세워졌다. 소아과 병동은 1914년 건립되었고 뒤이어 다른 특수 병동이 설립되었다. 1952년 캘리포니아 호프 병원은 미국에서 병원인증공동위원회*Joint Commission for the Accreditation of Hospitals*의 인증을 받은 최초의 병원 중 하나가 되었다. 서부의 한 명문 교육기관과 함께 최초로 대학 연계 레지던트 프로그램을 1959년 만들었다. 1990년대에는 서쪽 병동에 중환자실, 회복실, 분만실, 진료실을 신설하는 등 진료 과와 병동 수를 대폭 늘렸다.

미국의 다른 공공병원과 마찬가지로 캘리포니아 호프는 개보수를 하는데 필요한 자금 문제로 어려움을 겪었다. 현재 캘리포니아 호프 병원은 시에서 여러 구역을 차지할 정도의 규모로 8개의 클리닉과 구관과 신관 2개의 대형 건물로 구성되어 있다. 전문 클리닉에서는 여성과 아동의 건강, 당뇨, 영양, 산전 관리, 재활 서비스, 결핵, 에이즈 관리 및 교육 등의 서비스를 제공하며 개별 클리닉마다 영어, 스페인어, 베트남어로 된 정보 책자를 제공한다.

캘리포니아 호프 병원은 1876년부터 콘테의 보건을 위해 앞장서왔다. 매년 의료 서비스에 대한 수요는 증가해 캘리포니아 호프의 직원들은 연간 수천 명의 입원 환자 및 50만 명의 외래 환자와 응급 환자를 돌보고 있다. 캘리포니아 호프 병원은 북가주 전역의 6개 교육 기관과 연계되어 있으며 독립적인 의료 교육 프로그램으로 높은 명성을 자랑하고 있다.

캘리포니아 호프 병원은 콘테의 주요 진료 기관으로 튼튼한 토대를 구축해왔다. 개인의 경제 여건과 상관없이 필요한 의료 서비스를 받을 수 있도록 보장하는 공개 원칙을 갖춘 병원은 카운티 내에서 캘리포니아 호프가 유일하다. 캘리포니아 호프 병원의 사명은 "지역 사회 전체의 보건을 위해 노력하는 것"이다.

14개 과에서 제공하는 기본 서비스의 수준이 높을 뿐 아니라 캘리포니아 호프 병원의 의료 서비스는 세부적 전문성을 자랑한다. 여기에는 (척추 및 두뇌 손상 분야에서 미국 최고 중 하나로 꼽히는) 재활 프로그램, 국부 화상 센터, 외상 센터, 신생아 중환자실이 포함된다. 캘리포니아 호프 병원은 "캘리포니아 호프 병원 커넥션스*CHConnections*"라는 의료 상담 및 예약 핫라인 서비스를 제공하고 있으며 캘리포니아 호프 가족보건계획*California Hope Family Health Plan* 보험 가입자라면 누구나 무료로 이용할 수 있다. 이 서비스를 통해 특별 교육을 받은 직원들은 환자가 자신의 병이나 외상 상태에 따라 진찰 또는 응급실 방문을 예약할 수 있도록 돕고 있다. 캘리포니아 호프 병원 커넥션스의 핫라인은 연중무휴로 언제나 통화 가능하며 예약은 월요일부터 금요일 오전 8시부터 오후 9시 30분까지, 토, 일요일은 오전 8시부터 오후 5시까지 가능하다. 통역 서비스는 비영어구사자인 캘리포니아 호프 병원 가족보건계획 보험 가입자면 이용 가능하다.

캘리포니아 호프 병원의 사명은 안전하고 청결하며, 방문하고 싶고 쉽게 이용할 수 있는 시설을 구비함으로써 사용자 중심의 물리적 환경을 제공하며, 직원과 자원봉사자들이 업무에 필요한 지원 장비와 물품을 구비해두는 것이라 밝히고 있다. 또한 캘리포니아 호프 병원은 그 사명에서 환자를 가장 우선순위에 두고 다음과 같이 밝힌다. "우리는 환자의 존엄성을 지지하며 환자를 존중하고 따뜻한 마음으로 치료한다." 캘리포니아 호프 병원에 있는 동안 이런 목표를 실제로 실천하고 있는 모습을 목격했다. 그러나 이렇게 다양한 사람들의 요구를 충족시킨다는 것은 항상 쉽지만은 않다. 캘리포니아 호프 병원 서비스를 이용하는 사람들을 보면 콘테에 다양한 인종, 사회, 경제적 배경을 가진 사람들이 존재하고 있음을 알 수 있다. 중산층에서 근로자층에 이르는 다양한 계층이 캘리포니아 호프 병원을 찾지만 평균적으로는 저임금 근로자층이 많이 이용하고 있다. 대부분 환자들은 흑인계, 아시아계, 중남미계인데 그 중 중남미계 환자가 통역 서비스를 가장 많이 필요로 하는 환자 집단이다.

### 3) 연구현장

캘리포니아 호프 병원의 통역서비스실을 연구지로 선정한 이유는 이곳이 다른 문화 간 소통이 전개되는 상황에서 통역사의 역할을 관찰하고 연구하기에 적합한 여건을 제공했기 때문이다. 캘리포니아 호프 병원은 연구지에 적합한 특성을 여럿 보였다.(UCLA, 스탠포드, 산타클라라, 밸리 메디컬, 로체스터, 마요, 시애틀, 매사추세츠 병원 등) 제대로 된 통역 서비스를 제공하는 의료 기관 중 캘리포니아 호프 병원은 면담 및 스피커폰을 통해 현장 통역을 최초로 제공한 곳 중 하나였다. 또한 캘리포니아 호프 병원은 시간당, 하루당 통역 생산성이 가장 높았고 이번 언어학적 연구에서 초점을 둔 스페인어 의료 통역사를 가장 많이 보유하고 있었다.

현장 전화통역은 스피커폰을 사용한다. 비영어권 환자가 방에 들어오면 의료진은 통역서비스실에 전화를 걸어 통역사를 연결한다. 이렇게 해서 같은 방에 있는 두 명의 당사자(환자와 의료진), 그리고 제3자(통역사)가 스피커폰을 통해 참여하는 3자 대화를 시작한다. 병원 내 각 과 또는 부서에서 전화를 걸면 중앙컴퓨터시스템을 통해 통역서비스실로 연결된다. 면담 통역 요청이 들어오면 통역 배정 담당자는 대기 중인 통역 인원이나 기타 특별한 요구사항[4]에 따라 통역사를 배정한다. 스피커폰 통역을 요청하는 경우에는 자동 시스템을 통해 현재 대기 중인 통역사에게 전화가 연결된다.

4) 성별에 대한 특별한 요구사항 등.

병원에서 먼 거리에 위치한 통역사들은 전화를 받은 순서에 따라 전화 응답을 한다. 캘리포니아 호프 병원 의료진과 보조 직원들은 원거리(면담 방식이 아닌) 통역을 활용하는 교육을 받을 때 통역서비스실 실장이 제공하는 서면 가이드라인을 준수한다. 의료진과 환자는 통역사와 실제로 같은 공간에 있지 않는 경우가 많기 때문에 매우 분명하게 발언을 해야 한다. 예를 들어 환자가 질문에 대한 대답으로 신체의 한 부위를 가리킬 경우 의료진은 이 사실을 통역사에게 전달해 주어야한다. 사실 통역사가 의료진과 환자의 목소리를 대변해야 하지만 때로는 의료진과 환자가 통역사의 눈이 되어주어야 하기도 한다.

### 4) 직원

캘리포니아 호프 병원 통역서비스실에 소속된 통역 인력은 풀타임 *full-time* 스페인어 통역사 10명과 파트타임*part-time* 통역사 3명으로 구성된다. 또 풀타임 중국어(북경어, 광동어) 통역사 2명, 베트남어 통역사 2명, 파트타임 러시아어 통역사 1명이 있다.

통역 인력이 모두 통역 중인 경우 통역서비스실은 환자의 의사소통을 돕기 위해 병원 직원 중 2개 언어 구사자를 차출하거나 전화 통역을 제공하는 민간 업체에 위탁한다. 통역 요청이 들어왔을 때 모든 통역사가 통역을 하고 있거나 통역서비스실에서 제공하지 않는 언어에 대한 수요가 발생할 경우 전화 요청을 받는 통역사 배정 담당자는 병원 직원 중 통역서비스실의 인증을 받은 2개 언어 구사자를 찾는다. 만약 병원의 인증을 받은 2개 언어 구사자 직원을 구할 수 없을 경우 담당자는 전화 통역 서비스 업체[5]에 통역을 의뢰한다.

10명의 풀타임 스페인어 통역사 중 9명은 오전 8시 30분부터 오후 5

5) 캘리포니아 호프 병원의 통역 가능 인원은 한정되어있다. 전화 통역 서비스 업체를 이용하면 비용이 높기 때문에 반드시 필요할 경우에만 이용한다.

시까지 근무하고 1명은 오후 1시부터 오후 9시까지 근무한다. 특정 요일이나 시간대는 특히 더 바쁘기 때문에 필요 시 파트타임 통역사 두 명이 투입된다. 1년 10개월의 관찰 기간 동안 통역서비스실에는 항상 파트타임 스페인어 통역사가 있었다.

캘리포니아 호프 병원의 통역서비스실 실장은 외국어 석사학위 소지자이고 의료통역 분야에서 22년의 경력을 자랑했다. 그는 통역사 채용도 담당했으며(영어에서 스페인어, 스페인어에서 영어) 양방향의 의료 용어, 통역 기술, 기억력을 평가하는 시험을 직접 고안했다. 시험 난이도는 짧은 문구에서 복잡한 문단 수준으로 높아진다. 시험을 보는 동안 응시자는 다시 한 번 반복해 달라고 요청할 수는 있으나 필기는 할 수 없다. 채용 시험에 대한 가이드라인 또는 시험의 타당성과 신뢰성을 평가할 수 있는 자료는 존재하지 않는다.

캘리포니아 호프 병원 직원을 포함해 많은 2개 언어 구사자들이 한 달 주기로 통역사 시험을 치른다. 시험을 통과한 캘리포니아 호프 병원 직원은 통역사로 인증 받아 필요시 통역을 해 달라는 요청을 받고, 이에 대해 한 달에 60달러의 보너스를 지급 받는다. 캘리포니아 호프 병원 직원이 아닌 외부인이 인증을 받는 경우 일단 파트타임 통역사로 고용된다. 풀타임 자리가 나면 카운티 담당 관청에 공고가 난다. 캘리포니아 호프 병원에서 본 연구를 진행하는 동안 2000년 2월에 풀타임 통역사 1명을 구하는 자리가 있었는데 같은 해 6월까지도 공석으로 남아있었다. 그 기간 동안 연구에 참여했던 10명의 통역사 중 2명이 파트타임으로 일하고 있었다.

<표 2>를 보면 통역사의 인적 사항을 알 수 있다. 캘리포니아 호프 병원 통역사는 (1) (의료 통역사, 번역사, 2개 언어를 구사하는 의료 보조원 등) 관련 분야에서 2년 경력, (2) 2개 언어 구사능력, (3) 통역서비스실 시험 통과의 요건을 충족시켜야 한다. 모든 통역사는 한 명(아네트

〈표 2〉 캘리포니아 호프 병원 통역사의 인구통계학적 데이터

| 통역사 | 연령 | 연공서열(년)<br>정규직/EH | 학 력 | 직무관련 경험 | 인종적 배경*** |
|---|---|---|---|---|---|
| 훌리오 | 34 | 5 - 정규직 | 고등학교 | 소아과 병동 보조 | 멕시코 |
| | | | | | 멕시코계 미국인 |
| 아네트 | 45 | 1/2 - EH | 전문대 학위 | 법정 통역사 | 미국 |
| | | | | | 미국인 |
| 콘수엘로 | 54 | 12 - EH | 고등학교 | 2개 언어를 구사하는 직원 | 과테말라 |
| | | | | | 히스패닉 |
| 마르코스 | 48 | 4 - 정규직 | 공학 학사 | 국제 컨설턴트/엔지니어 | 칠레 |
| | | | | | 칠레계 미국인 |
| 비센테 | 60 | 15 - 정규직 | 의과대학 | 루마니아에서 의사 | 페루/루마니아 |
| | | | | | 페루/루마니아계 미국인 |
| 엘다 | 55 | 13 - 정규직 | 학사 | 응급실 통역사 | 멕시코 |
| | | | | | 멕시코계 미국인 |
| 호아킨 | 35 | 9 - 정규직 | 고등학교 | 의료 번역사 | 멕시코 |
| | | | | | 멕시코인 |
| 마리아나 | 48 | 8 - 정규직 | 석사 | 교사 | 멕시코 |
| | | | | | 멕시코계 미국인 |
| 마우로 | 50 | 8 - 정규직 | 의과대학 | 멕시코에서 의사 | 멕시코 |
| | | | | | 멕시코계 미국인 |
| 로헬리오 | 33 | 2 - EH | 의과대학 | 멕시코에서 의사 | 멕시코 |
| | | | | | 멕시코계 미국인 |

참조: * 정규직은 풀타임 고용 상태를 말한다. 정규직 직원은 수당을 받는다.
** EH(Extra-help)는 파트타임을 말한다. EH 직원은 수당을 받지 않는다.
*** 윗줄은 통역사가 태어나고 교육을 받은 곳이며, 아랫줄은 통역사가 자신의 출신을 표현할 때 쓰는 용어다.

*Annette*)을 제외하고 스페인어가 모국어다. 여성 대 남성의 비율은 4대 6이며 평균 연령은 46세다. 실제 정식으로 통번역 교육을 받은 사람은 아무도 없었지만 모두 의료 분야와 관련한 경험이 있었다. 캘리포니아 호프 병원 스페인어 통역사의 학력은 고졸자부터 의사에 이르기까지 매우 다양했다. 연공서열은 반드시 연령이나 정식 교육 정도에 비례하지 않았다. 예를 들어 15년 경력이 있고 캘리포니아 호프 병원에서 가장 나이가 많은 비센테*Vicente*는 루마니아의 의학박사 학위 소지자다. 그러나 두 번째로 연공서열이 높은(12년) 콘수엘로*Consuelo*는 고등학교만 졸업했다. 공식 교육은 고등학교까지만 받은 호아킨*Joaquin*은 캘리포니아 호프 병원 통역사로서 9년 경력이 있으며 가장 나이가 어린 통

역사인 로헬리오*Rogelio*는 통역서비스실에 근무한지 2년 밖에 되지 않았고 멕시코 의학 학위를 소지하고 있다. 캘리포니아 호프 병원에서 6개월 경험을 쌓은 아네트는 전문대 졸업장을 갖고 있다. 심지어 엔지니어 출신인 마르코스*Marcos*도 있다.

따라서 대부분의 의료통역사처럼 캘리포니아 호프 병원 통역사들은 의료 통역 분야에서 정식 교육을 받지 않았다. 이는 의료 분야의 기술을 배울 기회가 많지 않다는 현실과 무관하지 않다. 연구를 진행하고 있을 당시 의료 분야를 전공으로 하고자 하는 통역사나 의료통역사가 되고자 하는 2개 언어 구사자에게는 선택의 폭이 넓지 않았다. 의료통역은 우선 다른 사람을 따라다니고 더 경험이 많은 사람 아래서 실습을 해야 배울 수 있는 분야였다. 캘리포니아 호프 병원에서 신참 통역사들은 일정 기간 동안 경험이 많은 통역사를 따라다녔다. 사실 이 연구를 위해 필자도 통역사 및 훈련 중인 통역사를 따라다니며 자료를 수집했다.

캘리포니아 호프 병원 통역사가(가능할 경우) 계속 교육을 받고 싶다 하더라도 스케줄상 전문 교육을 받을 수가 없는 풀타임 통역사의 경우에 이는 특히 어렵다. 계속 교육을 받거나 전문적으로 자기 계발을 하려면 통역사가 자비를 들이고 따로 시간을 투자해야 한다. 게다가 현재 보수 체계 하에서는 전문 교육을 받는다고 하더라도 임금이 인상되거나 근무 환경이 나아지지 않는다. 따라서 통역사들은 개인적으로 더 공부를 하고 싶은 경우를 제외하고는 계속 공부를 할 동기 부여가 되지 않는 것이다.

대부분의 통역사는 캘리포니아 호프 병원 근처에 거주한다. 한 명만 예외적으로 1시간 이상 통근을 한다. 그녀는 자녀 5명을 두고 있는 싱글맘이며 이 지역에 집을 살 경제적 여력이 없다. 다른 통역사들은 자기 주택을 소유하고 있다. 대부분은 가족이 있고 장성한 자녀 또는 어린아이가 있는 경우도 있다.

이 통역사들은 오랜 기간 함께 해 왔다. 일부는 10년 이상을 동료로 지냈다. 처음 내가 통역서비스실에 갔을 때 가족애를 느낄 수 있었던 이유일 것이다. 사무실 분위기는 매우 따뜻하고 정겨웠으며 누가 보더라도 끈끈한 동료애가 느껴졌다. 서로 가족의 안부를 물어보고 필요하면 서로 대신 일을 해주기도 한다. 예를 들어 한 통역사가 병원 반대편에 있는 면담통역에 들어가기 힘들 경우 다른 통역사가 자원해 대신해 주기도 한다. 통역사들은 서로 생소한 용어나 개념을 물어보면서 언어에 대한 지식을 공유한다. 스트레스가 많은 근무 환경에서 즐거운 분위기를 만들기 위해 함께 노력한다. 통역사들이 서로를 놀리거나 전화 통역 중에 의자를 흔들거나 의자에 걸려있는 동료의 자켓 소매를 묶거나 쪽지를 적어 구겨서 사무실 칸막이 위로 던지는 모습을 자주 볼 수 있었다.

통역사들은 여느 가족처럼 서로의 생일을 챙긴다. 생일 주인공을 축하하는 나름의 방식이 있다. 엘다는 통역실의 회계 담당으로 동료들로부터 돈을 모아 생일 케이크, 선물, 카드를 사온다. 모든 통역사들이 몰래 카드를 쓰고 당시 시간이 있는(예를 들어 통역 일이 없는) 사람들이 재빨리 선물, 카드, 케이크를 주인공의 책상에 올려둔다. 생일 주인공은 사무실 곳곳에서 생일 축하를 받고 케이크를 사무실 전체에 돌리는 와중에도 통역사들은 한 박자도 놓치지 않고 계속 전화를 받는다.

실장도 생일에 카드, 케이크, 선물을 받고 다른 통역사 생일에도 함께 참여하나 수직적 위계질서가 있기 때문에 아주 친밀한 집단에는 속하지 못한다. 실장은 업무를 감독하고 휴일과 응급실 순번근무 스케줄을 짜며 번역물을 감수한다. 또 교육 및 캘리포니아 호프 병원 직원의 가이드라인을 작성하는 책임을 맡고 있다. 통역 수요가 최고치에 다다르면 스페인어와 영어 면담을 통역하기도 한다. 그러나 일반적으로는 통역서비스실 통계 자료를 작성하고 자신의 컴퓨터에 설치된 자동 전화 배분 소프트웨어를 통해 통역사를 모니터링한다. 이 탐색 시스템을 통해 담당자는 언어별로 다른 화면을 볼 수 있고 누가 면담 통역을 하고 누가 스피커폰으로 통역을 하고 있는지, 누가 번역을 하고 누가 점심을 먹고 있는지, 누가 휴게실에서 쉬고 있는지 등을 알 수 있다. 이 시스템은 통역사가 입력하는 코드에 따라 작동한다. 통역사가 코드 입력하기를 깜박하고 전화를 받지 않고 있으면 실장이 이를 즉각 확인하고 알아보기 위해 해당 통역사의 자리로 간다. 실장은 이런 경우를 잘 용인하지 않으며 통역사들도 이 사실을 알고 있다.

### 5) 근무 공간

통역서비스실은 원무직원 및 간호사들과 근무 공간(트레일러)을 공유한다. 트레일러(이동식 건물) 내부에는 각 부서의 공간이나 칸막이 자리 및 사무실이 분리되어 있다. 이 트레일러는 병원 본관 입구와 가까운 거리에 있으며 방문자 주차장 맞은편에 있다. 통역사들의 근무 공간에서 유일하게 방이 있는 곳은 실장 사무실이다. 다른 통역서비스실 직원들은 칸막이로 구분된 열린 사무공간을 사용한다. 통역사들은 세 칸막이로 둘러싸인 각자의 자리에 앉아 있다. 모든 자리는 각 줄 끝에 있는 고참 통역사의 자리를 빼고 동일하다. 개인의 공간은 창문 하나에 판 두 개로 구성되며 판 두 개가 책상을 지탱해 L자 형태로 된 근무 공간을 만든다. 개인 자리마다 전화가 설치되어 있다. 일부 통역사는 자신의 자리에 가족사진, 거울, 포스터 등을 붙여 개인적인 공간으로 꾸며놓았다. 대부분의 통역사들이 직무 관련 정보, 점심 스케줄, 응급실 순번표, 휴가기간 대리근무 계획, (인증된 2개 언어 구사자 직원과 의국 전화번호 등) 자주 쓰는 전화번호를 자기 자리의 칸막이에 붙여두었다. 거의 모든 스페인어 통역사의 자리에는 영어-스페인어 의료 용어 사전, 어휘 모음집, 2개 언어 구사 관련 참고자료들이 잡지꽂이에 걸려 있었다.

일부 통역사들은 자신의 자리에 남들보다 훨씬 많은 개인 소지품으로

장식을 했는데 이는 다른 사람들의 놀림감이 되기도 했다. 예를 들어 호아킨은 아네트가 자기 자리에 작은 성자 상(象)을 일렬로 줄 세워두었다거나, 손금을 믿는다고, 또는 호아킨이 보기에 이상한 물건들을 칸막이 벽에 달아두었다고 놀린다. 아네트의 자리는 깔끔하다. 벽에 달린 잡지꽂이에 스페인어 어휘 정복하기, 간단한 의학 용어집, 스페인 문법과 관용구 서적, 로저스 영어-스페인어 의학용어사전 등의 책을 보관하고 있다. 화분 3개, 봉제 강아지 인형, 자녀 5명과 부모님 사진, 액자에 넣은 증명서(법률보조원과 전문대 졸업장)도 있다. 정수기도 있다. 구내 전화번호와 코드가 담긴 자료 복사본도 비닐 파일에 보관해 압정으로 벽에 꽂아두었다. 한 구석에는 작은 거울, 성경 달력, 일일 기도문이 있는 스탠드가 있었다. 근무 시간 중 언제나 아네트의 책상에는 따뜻한 물과 소다수가 놓여있다. 그녀의 말에 따르면 이 음료가 목을 축이고 목소리를 유지하는데 도움이 된다고 한다.

개인적인 공간으로 크게 꾸미지는 않았지만 잘 정리된 자리는 바로 엘다의 근무 공간이다. (다른 통역사의 자리와 마찬가지로) 컴퓨터 왼편에 잡지꽂이 3개가 있다. 잡지꽂이에는 화분 2개와 생수 몇 병을 담아두었다. 칸막이 한쪽 벽에는 달력과 응급실 순번표가 있고 중간 벽에는 자신의 가족과 동료들 사진으로 꾸며놓았다. 책상 위에는 생일 카드가 몇 장 놓여있다. 엘다는 사야하는 선물과 보내야할 카드 목록을 언제나 작성하고 있다. 책상에는 계산기, 연필꽂이, 호치키스 2개, 선글라스, 매니큐어, 핸드로션, 커피용 머그잔, 스카치테이프 정도를 올려놓았다.

통역서비스실의 배치도는 [그림 5]와 같다.

트레일러 근무자들을 위한 편의시설로는 단독 화장실 2개와 2칸짜리 화장실 2개, 음료와 스낵을 파는 매점이 있다. 식탁이 4개, 의자 22개, 냉장고 2대, 전자레인지 2대, 커피메이커 1개, 정수기 1개가 있는 식사 공간도 있다. 원무직원들이나 간호사들은 여기서 노조 모임을 갖거나

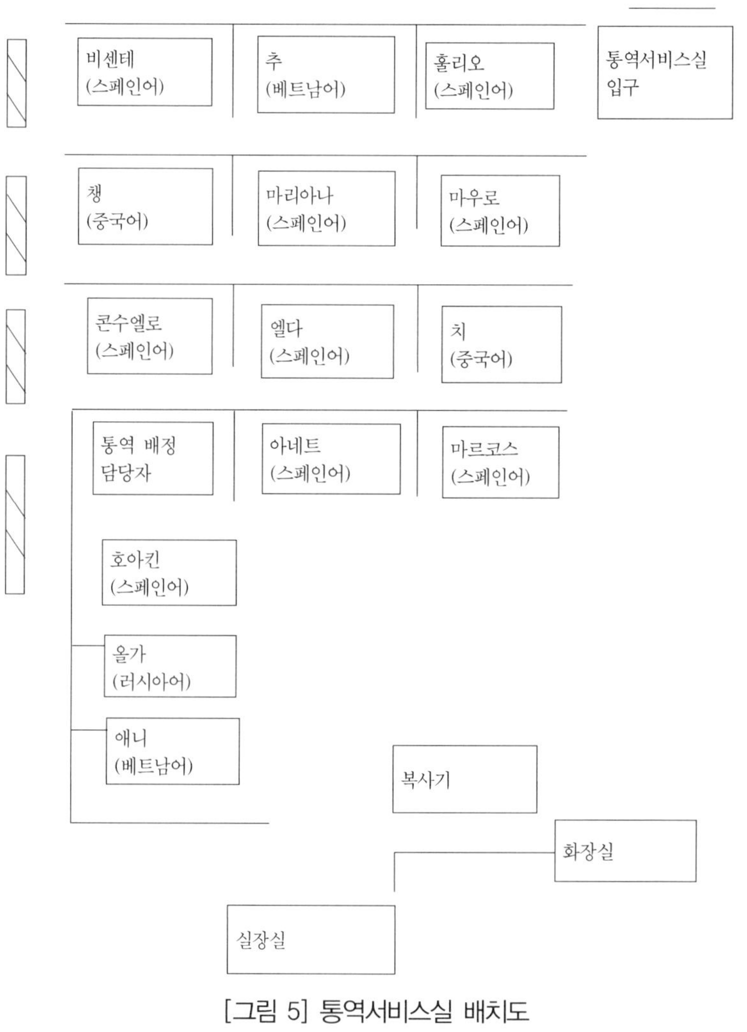


[그림 5] 통역서비스실 배치도

(새로 태어날 아기를 축하하는 베이비 샤워나 은퇴 축하 파티 등) 참석자 모두 조금씩 음식을 가져와 점심 파티를 벌이기도 한다. 그러나 통역사들은 근무 스케줄이 맞지 않아 이러한 행사에 거의 참석하지 못한다.

### 6) 근무시간과 통역사의 책무

통역서비스실의 통역사들은 오전 8시 30분에 출근해 오후 5시에 퇴근한다. 15분 간의 휴식을 2회(오전 오후 각 1회) 취할 수 있고 점심식사 시간은 30분이다. 항상 대기 중인 통역사가 있어야 때문에 점심식사 순번이 정해져 있다. 통역사들은 오전 11시 45분부터 오후 1시 15분까지 10분 간격으로 점심식사를 시작한다. 통역사들은 점심식사 시간 전후 45분 내에는 15분짜리 휴식을 가질 수 없다. 통역사들은(면담 통역, 화장실, 번역 업무, 교육, 직원회의 등) 여러 이유로 전화를 받지 않아도 되지만 자리를 비우기 전에 해당 코드를 입력해야 한다. 입력된 코드에 따라 각 활동에 얼마나 시간을 걸렸는지 컴퓨터 시스템에 기록된다. 통역사들이 면담 통역을 위해 자리를 비워야 할 때마다 트레일러에 돌아와서 입력을 하고 적어도 한 가지 이상의 업무를 처리하고 휴식을 취해야 한다. 통역사가 이러한 규정을 따르지 않으면 컴퓨터 시스템은 자동적으로 면담 통역 업무시간에 휴식시간을 포함시키게 되어 시스템 상의 기록과 통역사의 기록 간에 차이가 발생한다.

통역사는 자신의 업무를 매일 기록해야 한다. 기록에는 함께 일한 의료진의 이름, 전화가 걸려온 곳, 환자명, 환자의 의료기록번호, 전화를 건 이유, 통역의 시작과 종료 시각, 통역 시간을 기입한다. 통역사는 매일 통역 횟수와 통역 시간을 누적 계산해야 하며 한 주가 끝나면 통역서비스실 실장에게 일주일 간 업무에 대한 요약본을 제출한다. 이 자료는 보통 시스템 기록과 일치한다. 기록 간에 차이가 있으면 실장이 통역사에게 차이가 발생한 이유를 묻는다. 이 자료는 실장이 생산성 보고서를 쓰는데 필요하다. 본 연구 기간을 통틀어 한 통역사가 하루에 가장 통역을 많이 한 경우는 통역 60건을 처리한 일이었다.

### 7) 통역서비스실의 일상

오전 8시, 방문객 주차 공간은 비어있다. 통역서비스실이 위치한 트레일러까지는 가깝다. 오전 8시부터 트레일러 내에서 인기척을 느낄 수 있지만 통역서비스실은 오전 8시 30분에 공식 업무를 시작한다. 실장 로베르토와 통역 배정 담당자는 8시 15분 전에 도착한다. 일반적으로 통역사는 오전 8시 30분 전에 도착한다. 일부는 식사 공간에 들러 점심 도시락을 냉장고에 넣어둔다. 다른 사람들은 자기 자리에 점심 도시락을 둔다. 통역사들은 시스템에 출근 기록을 하고 오전 8시 30분에 첫 전화를 받을 준비를 한다. 전화를 기다리는 동안 일부는 신문을 읽거나 일지를 준비하고 다른 이들은 세상 이야기를 나누거나 전날 저녁에 있었던 일을 이야기한다. 다른 줄에 있는 칸막이를 넘어서도 소리는 들리지만 일반적으로 옆 자리의 사람과 대화를 나눈다.

통역사는 오전 10시부터 각자 오전 휴식을 갖기 시작한다. 일반적으로 커피를 마시거나 전화를 하거나 고지서를 납부하기 위해 병원 카페테리아로 가나 콘수엘로는 점심시간 30분 동안 산책을 나갈 수 있도록 오전 10시 30분 휴식시간에 점심을 먹는다.(다른 통역사들도 그를 따라하려 애썼지만 결국 포기했다.) 오전 휴식시간은 첫 점심이 시작되기 1시간 전까지 끝내야 한다.

오전 11시 45분부터는 통역사들이 30분간 점심시간을 갖기 시작한다. 필요할 때는 다른 사람과 점심시간을 바꾸어주는 경우도 있지만 보통 스케줄을 따른다. 예를 들어 누군가 점심시간에 면담 통역을 해야 할 경우가 생기면 다른 통역사가 점심시간을 바꿔준다. 두 통역사가 점심시간이 겹칠 수 있는 최대 시간은 20분이다. 가끔 로헬리오와 엘다가 겹치는 시간에 산책을 함께 가기도 한다. 마지막 점심시간이 끝나고 1시간이 지나야 통역사들은 오후 휴식시간을 가질 수 있다. 월요일 오후나 휴일 다음

날을 제외하고는 보통 오전이 오후보다 바쁘다. 월요일과 화요일이 주중 가장 바쁜 요일이며 금요일이 가장 한가하다. 그러나 이는 계절과 때에 따라 달라질 수 있다. 예를 들어 이번 관찰 기간 동안 가장 바쁜 날은 독감 유행철과 7월 4일(역자 주: 미국의 독립기념일)이었다.

통역사에게 노는 시간이란 없다. 통역이 많이 없을 경우 마감이 지난 번역 업무가 항상 쌓여있기 마련이다. 캘리포니아 호프 병원에서 필요로 하는 번역물은 영양이나 당뇨(식품 피라미드, 인슐린 기록) 등 교육용 소책자에서부터 환자의 CT촬영 준비요령에 이르기까지 다양하다. 일부 문서는 구체적이고 설명이 분명한 반면 다른 문서는 다른 문화적 배경으로 옮기기 어렵거나 도량형을 변환해야 하거나 약어에 대한 조사를 해야 하는 등 까다로울 수 있다. 원문이 어색해서 문서 이해가 어렵다고 생각하면 통역사는 캘리포니아 호프 병원 홍보실에 전화해 물어본다. 원문 저자에게 연락을 해서 물어볼 수 있으면 빠르고 쉽게 이 문제를 해결할 수 있다. 원문 저자와 연락이 되지 않고 실제 통화하는 사람은 원문의 내용을 설명해줄 수 없을 때도 있다. 항상 시간에 쫓기는 것으로 보이는 통역사들은 이런 경우 매우 답답함을 느끼게 된다.

통역과 번역에서는(다른 언어로 의미를 전달하는 능력과 문화적으로 수용 가능한 형태로 아이디어를 옮기는 능력 등) 어느 정도 비슷한 능력과 전략이 요구된다. 여러 면에서 통역과 번역은 유사하나 통역사과 번역사가 필요한 적성과 기술은 서로 다르다. 번역사는 주어진 문서에 가장 적절한 등가 표현*equivalence*을 생각해 주어진 시간 내에 문체와 문맥에 맞게 작업을 하고, 문서의 공동 저자가 된다. 반면 통역사는 시간적 압박 속에서 적절한 대화적인 등가 표현을 찾아내야 하고, 대화에서 공동 연사가 되는 것이다. 캘리포니아 호프 병원 통역사는 통역과 번역을 모두 취급한다. 어떤 날은 통역사의 역할을 잠시 접어두고 번역만 하기도 한다. 통역 수요가 적은 날은 통번역을 모두 하기도 한다. 결과적으로 번역 업무를 하는 와중에 통역을 하러가야 하기 때문에 번역 업무가 방해를 받는 결과가 나타난다. 그러나 캘리포니아 호프 병원 통역사들은 이러한 상황에 적응한 것은 물론 이에 완전히 숙달이 되어 있다.

통역사의 일을 더욱 어렵게 만드는 점은 스피커폰 통역과 면담 통역을 번갈아 해야 한다는 것과 일주일에 한 번씩 통역 배정 역할을 맡아야 한다는 사실이다. 통번역이 서로 다른 능력을 요하듯 스피커폰 통역과 면담 통역도 다른 기술이 필요하다. 두 가지 통역방식 모두 스트레스를 주지만 그 원인은 다르다. 면담 통역의 경우 통역사는 다른 당사자들과 함께 물리적으로 같은 공간에 있다는 이유로 생기는 스트레스(시선 마주침이나 감정적, 물리적 존재감)를 극복해야 한다. 스피커폰 통역에서는 통역사와 다른 당사자들의 시선이 서로 마주칠 일은 없지만 참여자들은 여전히 감정적으로 얽히게 된다. 게다가 스피커폰 통역 시에는 통역사의 물리적 부재를 보완하기 위한 상황 설명이 매번 필요한데 이는 통역사의 스트레스를 높이게 된다. 하루하루 새로운 일이 발생하기 때문에 통역서비스실에서는 지겹거나 나태할 여유가 없다. 시시각각 변화하는 상황에서도 통역서비스실 통역사들은 마치 익숙한 일상인 것처럼 모든 일을 열정적인 동시에 차분하게 해결하고 있다.

이 장 도입부에서 인용한 비고츠키의 말처럼 "주어진 대상의 출생에서 죽음에 이르는 모든 단계와 변화의 발전 과정을 연구에 포함시킨다는 것은 근본적으로 그 대상의 속성, 본질을 찾아낸다는 의미인데 '그 이유는 대상의 움직임 안에서만 그 본질을 볼 수 있기 때문이다.'" 지금까지 통역사 업무의 속성을 살펴보았고 통역 업무가 동작을 통해 전개되는 모습을 살펴보았다. 통역사는 업무 전반에 걸쳐 인간 사이(間)를 연결하는 역할을 한다는 사실을 드러낸다. 다음 장에서는 통역 업무의 움직임을 포착하는 방법을 다루고 통역사의 인간 간 역할을 살펴볼 준비를 한다.

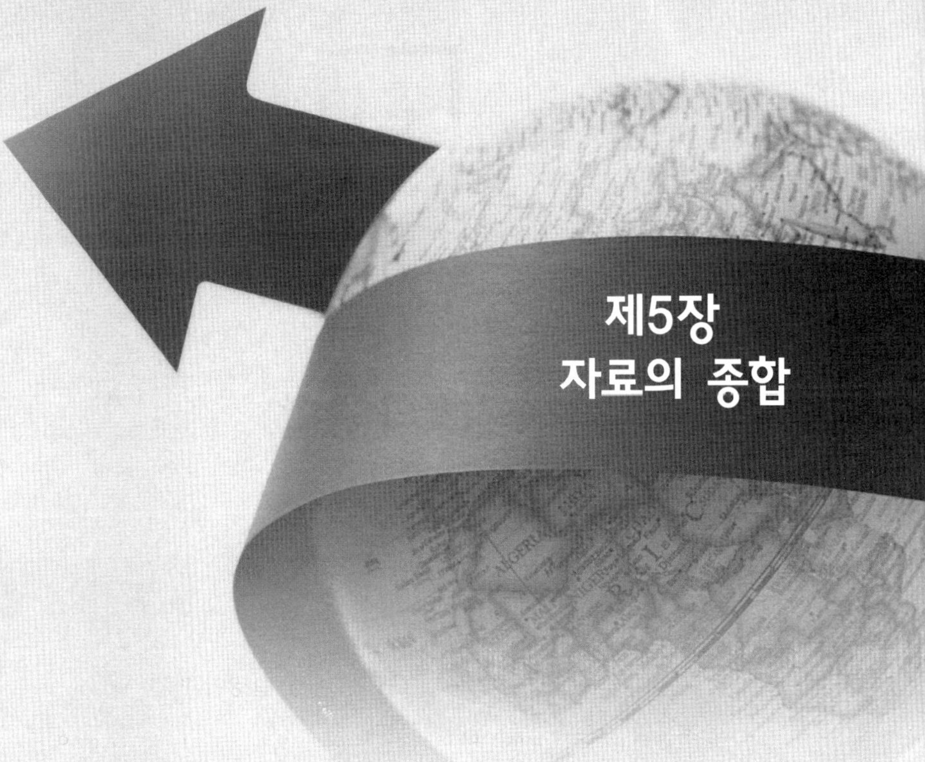

# 제5장 자료의 종합

제5장

# 자료의 종합

캘리포니아 호프 병원에 머무는 동안 필자는 통역사들과 많은 시간을 보냈다. 질문을 던지고 관찰하며, 그림자처럼 따라다니기도 하면서 이들이 하는 말과 행동을 기록했다. 이 동안 필자는 계속 "우리가 가설이라 부르는 직감"을 따랐으며 "이 직감을 통해 어떤 일이 일어나는 원인을 더 잘 이해"할 수 있었다(LeCompte and Schensul 1999:11). 질문하고 답변을 얻고, 다시 질문을 정교화한 후 더 상세한 답변을 얻어 기존의 공식을 확증, 무효화, 명료화 또는 확장할 방법을 모색하는 과정은 순환적 작업이었다. 따라서 이는 캘리포니아 호프 병원에서 일어나는 일에 대한 필자의 생각을 조정하는 데 큰 도움이 되었다. 이 과정에서 부정적 증거, 즉 이미 구축한 가시적 통역사에 대한 개념에 반(反)하는 행동이나 상황 또는 여타 사실을 주의 깊게 관찰했다. 이런 현상을 이례적인 것으로 치부해 버리려는 유혹을 떨쳐버리는데 있어 이런 관찰은 특히 중요했다. 통역사가 자신의 역할 범위를 넘어 환자를 대신해 의료진과 논쟁하는 경우를 구별해내는 것은 까다롭고 많은 시간을 요하는 과정이었다. 하지만 이런 상황들은 본 연구를 정교화하고 수정하는 데 유용하게 쓰였기 때문에 그만한 투자의 가치가 충분했다(Miles and Huberman 1984).

필자는 캘리포니아 호프 병원에 합류한 시점부터 이 순환적 분석을 시작해 그 후 3년 동안 이를 지속했다. 연구 과정 동안 많은 참고 메모와 녹취를 했다. 현장 조사를 수행하는 동안 통역 분야에 대해 필자가 혹시 지녔을지 모르는 고정관념을 항상 자각하려고 노력했다. 또한 의료 환경에 대한 잠재적 고정관념을 인식하는 것도 중요했다. 부모님 두 분 다 과학자인(생화학자이자 약리학자이신 어머니와 내과 의사이신 아버지) 가정환경에서 자라면서 필자는 유년기의 상당 부분을 실험실과 병원에서 보냈다. 저녁 식탁에서의 대화 주제는 보통 그 날 일어났던 일이었기 때문에 의료 특수용어나 전문용어를 자연스럽게 어휘의 일부로 습득했다. 정보 수집 과정에서 병원에서 일어나는 상황이 필자에게 평범하게 보여도 이를 당연시하지 않고, 본 연구에 적합한 민족지학적 의미를 찾아 기록하려고 노력했다. 다음 부분에서는 정보의 수집과 코딩 및 분석에서 사용한 절차를 설명한다.

## 1. 데이터 수집, 코딩 및 분석

캘리포니아 호프 병원에서 진행한 22개월간의 관찰을 통해 다양한 종류의 통역이 있는 대화(면담 통역과 스피커폰 통역 녹음), 관찰기록, 통역사와 통역서비스실 실장을 대상으로 한 준 정형화 면담*semi-structured interview*, 실물자료, 통역사의 인간연결 역할 목록*interpreter interpersonal role inventory(IPRI)* 설문조사를 포함한 방대한 자료를 구축했다.

통역사의 역할을 파악하는 과정에서 이 방대한 자료의 연구와 분석은 일종의 삼각 분석법*triangulation*을 통해 진행했다. 다음 부분에서는 출처가 다른 자료를 어떻게 취합 및 비교하고 코딩하며 분석했는지, 그리고 이 자료를 토대로 캘리포니아 호프 병원 통역사의 역할에 대한 필자의 관점을 어떻게 확장했는지 설명한다.

### 1) 실물자료

<표 3>은 관찰기간 동안 캘리포니아 호프 병원에서 수집한 실물 자료 및 이를 분석한 방식을 나타낸 목록이다. 실물 자료 수집은 통역서비스실에서 필자가 보낸 일상의 한 부분이었다. 캘리포니아 호프 병원의 전체적 상황을 파악하기 위해 필자는 병원 내 여러 사무실(환자서비스실 등)을 방문했다. 예를 들어 캘리포니아 호프 병원을 지나는 버스나 열차 및 왕복 운송 수단의 목록을 교통사무실에서 입수했다. 환자가 이용하는 운송 수단의 형태에서 해당 계층의 사회적 특성을 파악할 수 있기 때문이다.

통역서비스실 실장으로부터 다양한 지침서와 소책자, 번역 샘플을 받았다. 또한 의료어휘, 통역기술, 양방향 기억력을 측정하는 통역서비스실 채용 시험지를 넘겨 받았는데, 이 시험은 짧은 구절에서 시작해 복잡한 문단까지 심화되는 형태였다.[6] 통역서비스실 지원자는 이 시험을 통과해야 채용될 수 있다.

또한 통역사들이 서로 메시지를 보내는 독특한 방식(이도 실물로 분류해 코딩함)을 관찰했다. 메시지는 손으로 쓴 메모인데 이 쪽지를 공 모양으로 구겨 메시지를 전달하고자 하는 상대의 자리로 칸막이를 넘어 던진다. 통역사들은 이를 서로의 업무를 방해하지 않으면서 상호 의사소통할 수 있는 효과적인 방법으로 여긴다. 이 방식에 문제가 있다면 쪽지가 상대방 커피 잔 안에 떨어질 수도 있다는 것이다. 대부분의 메시지

6) 통역서비스실 채용 시험의 기밀을 보호하기 위해 시험 원본은 공개할 수 없다.

(통역사들은 실장이 사무실에 없을 때만 서로 메시지를 보냄)는 쪽지를 보내는 사람이 자신의 자리에서 들리는 통역 상황에 대한 내용이다. 하지만 사적이거나 업무에 관한 질문을 할 때도 있고 단순히 점심시간 산책 계획에 대한 메시지를 보낼 때도 있다.

### 2) 현장기록

현장 기록의 수집과 사용은 <표 4>에 요약되어 있다.

〈표 3〉 실물 자료

| 수 집 | 코딩 및 분석 |
|---|---|
| • 통역서비스실 실장: 의료번역사 지침서 및 캘리포니아 호프 병원의 통역 지침서, 채용 시험 샘플, 통역사가 반드시 번역해야 하는 서면 자료 샘플, 현재 고용 중인 통역사의 번역 샘플, 실장이 수정한 번역 샘플, 캘리포니아 호프 병원의 통역서비스실에 대한 간행물 샘플(뉴욕타임즈, CHIA 뉴스레터 등).<br>• 통역사: 업무시간 중 통역사들 사이에서 주고받은 메시지 샘플, 실장이 통역사에게 전달한 메시지 샘플, 통역사와 가족들 사진.<br>• 캘리포니아 호프 병원 내 여러 사무실: 캘리포니아 호프 병원 환자들에게 제공하는 소책자 샘플(영어, 스페인어), 병원 통계 자료, 병원 지도, 교통 일정표.<br>• 기타: 카운티 내 캘리포니아 호프 병원 통역/번역사 구직 광고, 캘리포니아 호프 병원과 통역서비스실 사진, 도시 지도. | • 실물 자료를 분석해 내용을 얻고자 했음. 상호 대조 또는 상이한 유형의 자료와 대조 분석. 예를 들어 통역사들이 서로 보내는 쪽지를 통역사들 간의 상호작용과 동료애에 대한 현장 기록 및 관찰 내용과 대조함. 또는 캘리포니아 호프 병원 통역사인증시험의 내용을 통역사의 자격사항에 대한 통역서비스실 실장과의 면담 내용과 비교 분석함. |

〈표 4〉 현장기록

| 수 집 | 코딩 및 분석 |
|---|---|
| • 대부분 서술 또는 묘사. 종종 통역사들이 제공한 축어적*verbatim* 설명도 포함.<br>• 통역사나 통역서비스실 실장과의 비공식적 개인 면담 중 메모.<br>• 녹음한 ICE(면담 및 스피커폰 통역)와 준 정형화 면담 중 메모.<br>• 1건의 정신과 상담에서 메모는 허가 받았으나 음성 녹음은 할 수 없었음. | • 메모는 컴퓨터 파일로 옮겨 변환. 설명과 초기적 분석을 추가함.<br>• 메모는 시간 순으로 정리하고 주제별로 최종 정리함.<br>• 메모를 내용별로 분석하고, 역할에 대한 면담과 ICE의 녹음자료와 비교함. 예를 들어 통역사가 자신이 환자를 위로하는 사람이라 여기는 경우, 녹음한 ICE에서 이런 역할을 나타내는 행동 증거를 찾음. |

음성 녹음 기록 외에 수기로 필기한 현장 기록도 매일 정리했다. 이와 같은 서술이나 묘사적 메모는 음성 녹음 자료를 보완하기 위한 것으로, 녹음 테이프에 담을 수 없는 모든 것을 서면으로 기록했다. 법원 직원이 참석한 가운데 정신과 환자와 병원 직원 간의 증언을 청취하는 상황이 있었는데, 이 경우 음성 녹음 허가를 받지 못해 직접 메모를 했다. 매일 관찰이 끝나면 현장 기록을 컴퓨터 파일로 옮겨 저장했다. 수기 기록을 컴퓨터 파일로 변환하는 과정에서 메모와 설명, 일차적 분석 등을 첨가하고 사선*slash bars*을 이용해 실제 자료와 구분했다. 현장 기록은 시간 순으로 정리한 후 다시 주제별로 정리해 파일로 변환했다. 그 후 자료의 내용을 다시 분석하고 역할에 관한 면담과 통역이 있는 대화(ICE)의 녹음자료와 비교했다.

### 3) 통역사의 인간연결 역할 목록(IPRI)

통역사의 인간연결 역할 목록*Interpreter interpersonal role inventory (IPRI)*은 본래 필자의 박사학위 연구 당시 고안한 것이다. 이는(법원, 회의, 병원, 정부기관 등) 다양한 환경에서 발생하는 이(異)문화 간 소통에서 통역 역할을 수행할 때 나타나는 통역사의 행동과, 자신의 역할에 대한 통역사의 관념을 조사하기 위한 개념이다(Angelelli 2001 and 2003). IPRI는 인구통계학적 정보와 38개 항목으로 이루어져 있는데 이는 아래 5개 하위요소에 따라 통역사의 가변적 가시성을 측정한다. (1) 당사자와의 연합*alignment* 여부, (2) 당사자와의 신뢰 구축과 당사자 사이의 상호 존중을 촉진, (3) 메시지뿐만 아니라 정서를 전달, (4) 문화적 차이 설명 및 언어와 문화를 통역, (5) 대화 중 의사소통의 규칙 설정. IPRI 사용 방식은 표5에 요약되어 있다.

연구에 참여한 10명의 스페인어-영어 통역사는 각각 IPRI를 작성했다. 통역사들은 각자 편한 시간에 IPRI를 기입할 수 있었기 때문에 IPRI 작성 과정은 비교적 간단했다. 몇몇 통역사는 점심을 먹거나 다음 업무를 기다리며 목록을 작성했고 일부 통역사는 목록을 집으로 가져가서 며칠 후 돌려주었다. 연구에 참여하지 않은 다른 통역사들(베트남인 3명과 러시아인 1명)과 통역서비스실 실장도 IPRI를 작성했다. IPRI를 분실하고 다시 받은 IPRI도 작성하지 않았던 한 명의 스페인어 통역사를 제외하고 모두가 IPRI를 작성해 돌려주었다. 이들의 IPRI 답변을 SPSS 파일에 입력해 더 광범위한 조사의 일부인 다른 사례 293건과 함께 분석했다(Angelelli 2001 and 2003). 결과적으로 IPRI는 자신의 역할에 대한 통역사의 인식과 통역사의 가시성을 조사하는 데 유효하고 신뢰할 만한 방법이라는 점을 증명할 수 있었다. 완성한 설문은 관찰 기록과 면담 자료와 함께 삼각 분석에 이용했다.

〈표 5〉 통역사의 인간연결 역할 목록(IPRI)

| 수 집 | 코딩 및 분석 |
|---|---|
| • 통역사 14명과 통역서비스실 실장이 IPRI를 작성함.<br>• IPRI를 받은 사람 중 한 명만 작성하지 | • 완성한 설문은 관찰 기록과 면담 자료와 함께 삼각 분석에 이용.<br>• 답변은 통계적 분석을 위해 SPSS 파일 |

| 수 집 | 코딩 및 분석 |
| --- | --- |
| 않음.<br>• IPRI는 자신의 역할에 대한 통역사의 인식을 측정하고 가시성을 조사하기 위해 고안됨. 가시성은 다음의 행동으로 규정됨.<br>1. 당사자와의 연합<br>2. 신뢰 구축과 상호 존중 촉진<br>3. 정서와 메시지의 전달<br>4. 문화와 언어를 통역(문화 차이를 설명)<br>5. 대화 중 의사소통의 규칙 설정 | 에 입력.<br>• 인구통계학적 자료에 묘사적 분석방법을 적용. 성, 연령, 지배적 집단이나 덜 지배적 집단과의 동질감 여부 등은 종속변수인 가시성과 연관이 있었음. |

〈표 6〉 면담

| 수 집 | 코딩 및 분석 |
| --- | --- |
| • 통역사 10명 모두와 통역서비스실 실장이 면담에 응함.<br>• 각 면담은 약 45분 지속.<br>• 면담에 소요된 시간만큼 필자가 통역사의 업무를 보충하겠다는 조건(실장이 승인함)하에 면담은 업무시간에 실시함.<br>• 면담의 주요 주제: (1) 통역 서비스를 받는 당사자, (2) 긴장된 상황에서 통역사의 참여, (3) ICE에서 통역사의 역할 | • 면담 기록을 담은 테이프 내용은 모두 필사해 컴퓨터 파일로 변환함.<br>• 파일로 변환한 기록 내용을 면담에서 드러난 행동 양식과 특징(상이점과 유사점을 고려함)에 따라 분석함. |

### 4) 면담

통역사들의 역할을 조사하기 위해 준 정형화 면담을 진행하고 녹음했으며 이를 통해 일련의 음성 자료를 수집했다. 자료의 수집, 코딩 및 분석에 적용한 과정은 <표 6>에 제시되어 있다.

캘리포니아 호프 병원 통역사들은 사실 여유 시간이 없기 때문에 면담을 위한 시간을 할애하기 힘들었다. 업무시간 외에 면담을 진행하게 되면 퇴근 이후에 병원에 남거나 점심시간을 포기해야 했다. 이는 통역사들에게 무리한 요구였기 때문에 필자는 통역서비스실 실장에게 대안을 제시했다. 과장은 통역사들에게 면담을 위한 시간을 허락하고, 그 대신 해당 시간에 해야 할 통역을 필자가 대신 맡는 것이었다. 실장은 이 조정안에 동의했다. 면담 중에 통역사들이 어떤 코드를 컴퓨터에 입력하는지 실장이 알아야 했기에 면담 일정은 그를 통해 정한다는 조건이 있었다. 이 방법을 통해 통역사 10명 및 실장과 면담을 진행할 수 있었다.

각 면담은 약 45분 동안 지속되었다. 면담 과정에서는 다음의 3가지 주요 주제를 논의했다: (1) 통역 서비스를 받는 당사자, (2) 긴장된 상황에 통역사가 참여하는 경우, (3) ICE에서 통역사의 역할. 또한 통역사들, 그리고 실장과 수차례 비공식 면담을 진행하였으며 그 내용을 메모했다. 면담 내용을 담은 테이프는 필사해서 면담 시 나타나는 특성을 분석했다.

### 5) ICE 녹음

민족지학적 연구의 목적에 부합하기 위해서는 각 통역사가 일상적인 업무일이나 업무주간에 진행하는 업무를 파악하는 것이 중요했다. 필자는 현장에서 상당한 시간을 보냈다. 녹음을 시작했을 때는 이미 스페인어 통역사 10명을 9개월 동안 그림자처럼 따라다니며 관찰하고 있을 시기였다. 자료 수집 과정에서 상호작용이나 당사자 사이에 필자가 개입하는 경우는 최소화하려 노력했다. 매주 두 세 번씩은 오전 8시에 통역서비스실에 도착해서 한 명의 통역사와 하루 전체를 보냈다. 통역사들의 전화기에 헤드셋을 연결했고, 통역사들은 교육 중에 있는 신입 통역사와 서로 이야기하면서 필자와도 의견을 주고받았다. 통역사들은 통역 중 다른 사람이 동석하는 상황이나 면담 통역에 타인이 동행하는 것에 익숙했다. 신입 통역사가 보통 이런 방식으로 현장 교육을 받기 때문이었다. 하지만 신입 통역사의 경우에는 음성 녹음을 하지 않았다. 통역사들을 관찰하면서 많은 질문을 했다. 음성 녹음 중에는 필자의 존재가 더 확연히 드러났다. 통역사의 전화기와 필자의 녹음기를 연결하는 선이 통역사의 책상 위에 떡하니 놓여 있었기 때문이다.

통역을 시작할 때 녹음과 관찰에 대한 동의 여부를 물었다. 스피커폰 통역 상황에서는 의료진과 환자 모두에게 필자의 참여 사실을 알렸고, 동의 여부에 대한 선택권을 주었다. 흔쾌히 동의하는 경우도 있었고 의료진이나 환자 중 한 쪽이 연구의 성격에 대해 질문을 하는 경우도 있었다. 후자의 경우 그에 따른 설명을 해주었다. 연구의 성격에 대한 질문도 하지 않은 채 거절한 경우가 4번 있었다.

통역이 있는 대화 중 어느 때라도 통역사는 특정 진술의 녹음을 피하기 위해 음소거 단추를 누를 선택권이 있었다. 그 외의 경우에는 전화상 전체 대화가 녹음되었다. 통역사가 사적인 전화를 받는 경우 필자는 녹음기를 끄고 통역사의 자리를 떠났다.

면담 통역의 경우 환자와 의료진 모두에게 본인 소개를 하고 연구의 취지를 간단히 설명한 후 동의를 구했다. 필자는 항상 녹음기뿐 아니라, 나 자신의 위치를 전략적으로 잡으려고 했다. 통역에 개입하지 않으면서 상황을 관찰하고 녹음할 수 있도록 가장 눈에 띄지 않는 장소를 선택했다. 면담 통역의 경우 보통 병원 내 다른 위치까지 상당한 거리를 걸어야 했기 때문에, 통역사들은 이동 중에 해당 통역의 성격을 간단히 설명해주었다. 이 시간을 이용해 질문을 하고 신뢰감을 형성했다. 통역사들과는 항상 편하게 이야기를 나누었으며 종종 사적인 대화를 하기도 했다. 통역 장소로 오가는 도중이나 통역사의 자리에 같이 앉아 전화를 기다리며 서로 친분을 쌓았다.

스피커폰 통역 상황에서는 통화 사이에 정보를 얻기 위해 너무 많은 질문을 하는 것을 자제했다. 통역사들이 잠시 한숨 돌릴 틈을 빼앗지 않기 위해 방금 끝난 통역 상황에 대해 통역사들이 이야기를 하는 경우에만 질문을 한 개 했다. 예를 들어 원무직원이 규정 상 질문을 반복하거나 인턴이 불필요한 질문을 계속 하는 통역이 끝난 후 통역사들은 이에 대한 불만을 표시하는 경우가 많았다. 환자가 스페인어 방언을 사용해 일부 용어의 뜻을 추가적으로 확인해야 하는 경우에 대해 말하기도 했다. 또한 대화 당사자들의 친절함이나 무례함, 증세의 심각함에 대해 이야기하거나 해당 상황에 대한 통역사의 개인적인 의견을 전하기도 했다.

의료기관에서 발생하는 통역 상황은 지속 시간과 시간대 측면에서 매우 다양하기 때문에 정보 수집 계획을 수립하는 데 있어 유연성이 생명이었다. 매주 한 두 번씩 정보 수집 계획을 수정하기도 했다. 한 시간 녹음을 위해 며칠을 준비해야 할 때도 많았다. 항상 예기치 못한 방해요소가 발생했다. 한 통역사의 일거수일투족을 관찰하는 도중, 통역사가 새로운 화재 경보 시스템에 관한 훈련을 받기 위해 자리를 떠나기도 했다. 면밀히 관찰하고 있던 통역사가 통역 배정 담당자의 업무를 대신하러 가야했던 경우도 있었고, 급한 번역 때문에 통역사가 자리를 뜨기도 했다. 긴급 상황을 많이 처리해야 하기 때문에 통역사들은 휴식이 필요하거나 업무시간이 불규칙한 경우가 있었다. 자연스러운 데이터 수집을 위해 통역사들에게 연구를 위한 인위적인 일정 변경을 요구하지 않았기 때문에 정보 수집은 결코 쉬운 과정이 아니었다. 하루에 두 명의 통역사 사이를 오가며 연구를 진행하기도 했다.

통역사 10명으로부터 각각 90분짜리 테이프 5개 분량의 자연스러운 정보를 업무 중 수집했다. 총 50개의 테이프에 392건의 ICE를 기록했다. 정보 수집, 코딩 및 분석에 사용한 절차를 <표 7>에 요약했다.

〈표 7〉 ICE 녹음

| 수 집 | 코딩 및 분석 |
| --- | --- |
| • 통역 시 통역사 전화기에 녹음기와 헤드셋을 추가로 연결함.<br>• 통역을 시작할 때 녹음과 관찰에 대한 동의 여부를 물어봄. 스피커폰 통역에서는 의료진과 환자 모두에게 필자의 참여 사실을 알리고 이들에게 동의하거나 거부할 선택권을 부여함(22개월의 정보 수집 기간 동안 4번의 거부가 있었음). 면담 통역 시 동의를 구함. 녹음기는 항상 눈에 가장 띄지 않는 곳에 배치함.<br>• 10명의 통역사로부터 각각 90분 테이프 5개 분량의 정보를 수집하고 392건의 ICE 정보를 입수. | • 10명의 통역사로부터 각각 테이프 5개 분량의 정보를 입수. 각 테이프에 테이프 번호, 통역사 이름, 날짜 정보를 기입.<br>• 테이프 자료에 대한 153쪽 분량의 컴퓨터 파일 색인을 작성했으며 이에 각각의 ICE에 관한 기록을 기입함. 각 기록사항에는 해당 ICE에 관한 상세한 정보를 포함(지속시간, 성별, 모든 참여자의 위치). 각 기록사항마다 약 15-22줄의 문단 형태로 통역된 상호작용을 요약함. 요약 내용에는 대화 중 특정 부분의 발췌문을 포함하며 이 부분이 테이프 상에서 언제 등장하는지 정확한 위치를 표시함. 몇 부의 색인 복사본을 만듦.<br>• 복사본 1부는 ICE 단위 분석에 사용. 392개의 ICE가 있음. 단위 범주의 변동이나 통합이 있을 경우 수정하기 위해 각 단위 옆에 연필로 주석을 기입. 이 기호들이 차후 나타나는 범주와 유형의 기반이 됨(LeCompte and Schensul 1999). ICE의 성격에 따른 유형에서 확실한 2개의 객관적 범주가 생성되었음(면담 통역과 스피커폰 통역).<br>• 두 번째 색인 복사본은 상호작용의 의도를 조사하기 위해 사용. 6가지 범주의 유형이 출현: 진료 예약, 통화, 소식이나 결과 전달, 방문 및 검진, 교육 프로그램, 기타. 통역사 2명을 면담하여 그들이 받은 전화통화의 종류에 대해 질문함. 6가지 범주에 대한 이들의 의견을 구함. 이를 통해 초기의 에틱한 etic(기능을 중시하지 않는) 관점이 통역사들의 관점과 일치함을 확인했고, 따라서 기능적인 이믹*emic* 관점으로 변환 |

| 수 집 | 코딩 및 분석 |
|---|---|
| | 됨(LeCompte and Schensul 1999:221). 통역사 2명의 의견은 3가지 범주 구분을 뒷받침함.<br>• 세 번째 색인 복사본은 ICE 중 통역사의 개입 유무와 그 이유를 조사하기 위해 사용. 이러한 행위는 우선 여백에 코딩해 기록함. 여러 통역사와 여러 성격의 통역 상황에 걸쳐 상호작용에서 출현하는 통역사의 인간 간*interpersonal* 관계적 역할의 특징을 기록함. 해당 ICE의 의도를 분석함. 몇 가지 예로는 연대감과 영향력(Tannen 1984), 누락이나 첨가를 통한 수정(Davidson 1998), 중심 발언자 같은 통역사(Roy 2000), 상호 이해를 촉진하는 통역사(Davidson 1998) 등이 있음. 통역사 두 명을 면담하여 이러한 유형에 대한 의견을 구함. 이들의 답변을 통해 가시성의 개념이 확실해짐. |

녹취본의 특정 내용을 빨리 찾고자 할 때 컴퓨터 파일로 정리한 색인을 사용했다. 색인 기록은 각 발언자가 발언한 내용을 반영한다. [그림 6]은 여성 환자(P)와 여성 인턴(SD, student doctor) 사이에 발생한 ICE 기입사항의 예를 보여준다. 통역사(I)는 마리아나다. 위의 사례에서는 30분간 일어나는 상호작용을 기록하는 상세함의 정도를 살펴볼 수 있다. 숫자는 테이프 상의 정확한 위치를 나타낸다. 이러한 기록사항은 ICE의 개별 단위 분석과 ICE의 범주 및 하위 범주 구별에 사용했다.

색인 복사본을 여러 부 만들었다. 첫 번째 복사본은 ICE 개별 단위 분석에 이용했다. ICE 성격의 유형에 따라 2개의 ICE 범주가 생성되었다(면담 및 스피커폰 통역). 두 번째 복사본은 상호작용의 의도를 조사

통화 제2번
A면 087-424, B면 000-043
SD(인턴) 여성/ P(환자) 여성
SD가 동의한다 091. I(통역사)는 자리를 잡고 본인 소개 후 동의를 구한다 094. HI (역주: I와 HI, SD와 D는 동일함): "네 선생님, 준비 됐습니다." 방문 이유와 097 일반적 질문들 107. HI는 1인칭 대명사를 사용해 어머니의 답변을 전하다가 111 뜬금없이 "멕시코에서 살았다고 합니다..."라 말한다 119. D: 멕시코 음식을 좋아하지 않아서 그러신 건가? HI: "(스페인어)" 123 P: "(스페인어)" HI: "모르겠답니다." 어머니는 다른 질환을 설명한다. 133. HI는 언제 마지막으로 고통을 느꼈는지 물어본다. 137. 어머니는 계속해서 멕시코에 살았을 때 아이의 상태가 더 나빴다고 비교한다. 148. 어머니는 수질이 문제였다고 한다. 152. HI는 고통의 빈도를 조사한다. HI: "(스페인어)" 169. 어머니는 길게 이야기를 풀어놓는다. 175. 어머니는 미국으로 오기 전 딸의 체중이 얼마였는지 모른다. 185 D: "딸이 어떤 음식을 먹나요?" HI: "(스페인어)" 192 HI: "(스페인어)" 195 HI는 D이 질문하기를 기다리지 않고 답변을 이끌어낸다. 발진이라고 한다 238. 발열 245. HI: "(스페인어)" P: "(스페인어)" HI: "(스페인어)" 261 <I는 의사의 다음 말을 기다리지 않고 계속 질문한다>. 간염이라고 한다. 어머니는 간염 유형에 대해 알지 못하고 267 어떤 약을 복용했는지 기억하지 못한다. 290. HI가 다른 질병들을 풀어서 설명한다 310 "(스페인어)" P: "(스페인어)" HI: "이들은 멕시코 북부에 살았습니다." 324 <자신이 아는 지역이기 때문에 I는 위치에 대한 언급을 첨가한다>. D: "정상 분만이었나요? 딸은 모유를 먹였나요?" <D의 이 질문들은 모두 다음과 같이 전달된다 "(스페인어)" I는 계속해서 질문을 하고 가능한 답변을 설명한다. 345. 다른 증상을 이야기한다. D: 대변이 물에 뜨나요, 아니면 가라앉나요? HI: "(스페인어)" <HI는 우선 어머니에게 대변을 살펴보는지 물어보고 그 다음에 대변 상태에 대해 질문한다.> 394. 어머니는 아이에게 묻는다. "(스페인어)" 400. 어머니와 아이 모두 기억하지 못한다. 다른 어떤 것도. 418. 422 시점에서 테이프를 돌리기 위해 ICE가 중단된다. 그 동안 HI는 함께 거주하는 사람들에 대해 질문한다. 003. B면에서 계속. 가족 병력. 006. 소변 문제 008. P: "(스페인어) 010" <HI가 나에게 colita라는 용어를 설명하고 음소거 단추를 누른다: "(스페인어)" SES> HI는 colita가 적색이라는 점을 전달하지 않는다. 음료 섭취 028. D는 아이를 검사할 것이다. 041. 안녕히 계세요. 감사합니다. 043 <HI는 어머니에게 인사하지 않는다> 043 - 지속시간 30:00

[그림 6] ICE의 색인 기입법 예시

하는 데 이용했다. ICE 상호작용의 의도 유형에 따라 다음과 같은 6개의 범주가 드러났다. (1) 진료 예약 (2) 전화통화 (3) 소식이나 결과 전달 (4) 보건 교육 제공 (5) 방문이나 건강검진 계획 (6) 기타.

세 번째 색인 복사본은 ICE에서 통역사의 개입 유무와 그 이유라는 측면에서 드러난 마지막 유형을 조사하는데 사용했다. 이러한 개입이나 행위는 우선 여백에 코딩해 기록했다. 각 통역사가 참여하는 ICE, 또는 각각 다른 성격이나 의도를 지닌 ICE를 분석할 때 상호작용에서 목격하게 되는 통역사의 인간 연결 역할의 특징을 기록하는 것이다. 본 연구에서는 이런 특성을 통역사의 가시성*visibility*이라 지칭한다. 이미 살펴보았듯이 가시성이란 말을 바꾸는 것을 넘어선 통역사의 역할을 뜻한다. 통역사는 단순히 타 언어 간의 대화에서 발언자들의 메시지를 해독하고 암호화해 의사소통의 가교역할을 하는 자가 아니다(통역 문헌이나 전문 협회에서는 일반적으로 이렇게 정의함). 사회적 요소의 상호작용에 기반을 둔 가시적 통역사는 투명한*transparent* 언어 재생기를 넘어 불투명한*opaque* 공동 참여자의 역할을 수행하고, 상호작용 내에서 영향력을 행사한다. 이러한 영향력은 통역사가 다음 중 하나 또는 두 개에 해당하는 행위를 할 때 가시화된다. (1) 자신을 소개하고 ICE의 당사자로 공동참여자(Roy 2000; Wadensjo 1998) 또는 공동건설자(Davidson 1998)가 될 때, (2) 의사소통 규칙을 설정하고 정보의 흐름을 제어할 때(Roy 2000), (3) 용어나 개념을 풀어서 표현하거나 설명할 때, (4) 메시지에서 어역의 높낮이를 조정할 때(마리아나와의 면담: 제7장 참조), (5) 정보를 여과할 때(Davidson 1998), (6) 당사자 중 한쪽 편과 연합할 때(Wadensjo 1998), (7) ICE 당사자 중 한명을 대체할 때(Roy 2000).

필자는 확실한 범주 구분을 위해 통역사 간 가시성의 빈도와 지속성을 살펴보았다. 392건의 ICE 중 5%는 비가시적이고[7)] 95%는 가시적이었다. 관찰한 10명의 통역사 모두의 경우에서 가시성을 나타내는 행위를 확인했다. 통역사 4명의 경우 모든 ICE가 가시적이었다(100%).

7) 이 비율은 가장 짧은 ICE(3분 미만)에서 나타났다. 이 사안은 더 이상 언급하지 않는다. 그 이유는 본 연구는 의사소통에 대한 민족지학적 전통에 따라 전형성*typicality*을 다루기 때문이다. 극도로 비가시적이거나 가시적인 경우는 캘리포니아 호프 병원에서 관찰한 가시성 척도에서 제외시켰다.

비가시성이 확인된 6명 통역사의 경우 비가시성은 최소 4%에서 최대 12%까지 확인되었다. 표8은 전체 자료를 분석했을 때 드러난 데이터의 유형을 나타낸다. 분석된 392건의 상황 중에 378(96.4%)건에서 통역사가 어느 정도의 가시성을 보였고, 통역사가 전혀 가시성을 보이지 않은 것은 14건(3.6%)만이었다. 비가시성을 나타낸 통역사는 로헬리오(45건 중 5건, 11.1%), 콘수엘로(54건 중 4건, 7.4%), 마르코스(32건 중 2건, 6.2%), 훌리오, 마우로, 마리아나(각각 25건, 46건, 39건 중 1건, 즉 4%, 2.1%, 2.6%).

〈표 8〉 ICE 목록

| 통역사 | ICE 수 | 가시적 | 비가시적 | 면담 | 전화 | 진료예약 | 전화통화 | 소식 및 결과 | 교육 | 방문 및 검진 | 기타 |
|---|---|---|---|---|---|---|---|---|---|---|---|
| 마리아나 | 39 | 38 | 1 | 2 | 37 | 11 | 0 | 0 | 1 | 25 | 2 |
| 훌리오 | 25 | 24 | 1 | 2 | 23 | 5 | 0 | 1 | 0 | 18 | 1 |
| 비센테 | 24 | 24 | 0 | 1 | 23 | 11 | 0 | 0 | 1 | 12 | 0 |
| 로헬리오 | 45 | 40 | 5 | 1 | 44 | 23 | 1 | 0 | 0 | 18 | 3 |
| 콘수엘로 | 54 | 50 | 4 | 2 | 52 | 18 | 0 | 0 | 0 | 32 | 4 |
| 마우로 | 46 | 45 | 1 | 0 | 46 | 8 | 0 | 0 | 0 | 35 | 3 |
| 마르코스 | 32 | 30 | 2 | 0 | 32 | 9 | 1 | 2 | 5 | 13 | 2 |
| 호아킨 | 50 | 50 | 0 | 0 | 50 | 17 | 2 | 1 | 0 | 27 | 3 |
| 아네트 | 37 | 37 | 0 | 2 | 35 | 6 | 6 | 0 | 2 | 22 | 1 |
| 엘다 | 40 | 40 | 0 | 1 | 39 | 12 | 0 | 0 | 0 | 28 | 0 |
| 총 계 | 392 | 378 | 14 | 11 | 381 | 120 | 10 | 4 | 9 | 230 | 19 |

가시성 파악 기준의 일관성을 보장하기 위해 각 통역사의 가시성 및 비가시성 분석은 아무 표시가 되어있지 않은 색인 복사본을 토대로 두 번씩 진행했다. 표7은 가시성이 확인된 기록사항의 발췌문이다. 가시성이 파악된 부분은 < > 괄호 사이에 표시했고, 상호작용의 의도에 관해 드러난 하위 범주(상기 설명 참조)는 굵은 글씨로 표시했다. 색인 복사본에서 색색별 포스트잇을 사용해 각 하위 범주를 표시했다. 이 예문에서 P는 환자, N은 간호사, HI는 통역사를 나타낸다. 숫자는 테이프 상

의 위치를 의미한다. 이번 기록사항에서는 가시성의 하위 범주를 목격할 수 있는데 테이프 위치를 표시한 숫자는 드러난 가시성의 예를 나타낸다.

004 HI는 공동참여자다. 순서에 따라 본인을 소개하는 것에서 알 수 있다.

013-019 HI는 공동참여자다. 순서에 따라 환자에게 질문하는 것에서 알 수 있다.

020 HI는 P의 정보를 요약한다. HI는 영향력을 행사하여 정보를 여과한다.

029 HI는 P가 만성 질환이라는 용어를 이해할 수 있도록 풀어서 설명한다. 연대감*solidarity*.

047-049 HI가 P를 압박한다. HI는 영향력을 행사하여 답변을 얻어낸다.

051 HI는 N을 위해 답변을 요약하고 P의 행위에 대해 답답함을 표현한다. 영향력*power*.

054 HI는 정보의 흐름을 제어하고 P의 개입을 차단한다. 영향력.

059-061 HI는 P가 한 말을 다듬고 이야기를 요약한다. 영향력.

061-067 HI는 답변을 요구한다. 독자적 행위. 영향력 및 연대.

068 HI가 P의 이야기를 차단하고 N에게 정보를 전달한다. 영향력.

069-071 HI는 N의 지시를 받고, HI는 P에 관해 N과 대화한다. 영향력, 연합*alignment.*

078 HI는 1차 진료기관 의료진에게 치료받기 위한 절차를 P에게 설명해주라는 요청을 받지만, 구체적인 내용은 전달 받지 않았다. HI는 자신의 기존 지식에 의존해 독자적으로 절차를 설명한다.

[그림 7]에서 굵은 글씨체로 표시한 부분은 파악한 하위 범주의 사례를 나타낸다. 하위 범주는 확정되기 전까지 임시적인 것으로 간주했다.

모든 데이터를 이러한 절차에 따라 처리했다.

## 2. ICE의 범주와 하위 범주

앞서 언급했듯이 통역사 10명에 대한 관찰 내용과 녹음기록은 392건의 ICE를 생성했다. 단일 통역사가 수행한 최대 ICE의 수는 54건이고 최소는 24건이었으며 평균은 39건이었다.

### 1) ICE의 성격

면담: 통역사가 ICE가 발생하는 장소에 물리적으로 존재한다. 관찰된 392건의 ICE중 3%가 면담 ICE에 속한다.

스피커폰 통역: 통역사는 ICE가 발생하는 장소에 물리적으로 함께 있지 않는다. 통역사는 멀리 떨어진 사무실에서 전화로 통역을 수행한다. 관찰된 392건의 ICE 중, 97%가 스피커폰을 통해 이루어졌다.

### 2) ICE의 의도

ICE는 그 의도에 따라 다음과 같이 분류했다.

진료예약: 환자가 예약하기 위해 전화를 하면 우선 원무직원이 전화를 받아 환자의 신상정보를 파악하고 진료예약 이유에 관해 질문한 후, 이에 따라 통화를 연결한다. 이 후 환자가 필요로 하는 사항에 따라(원무직원이 판단) 철저한 절차에 의거해 환자와 통역사가 함께 간호사, 상담사, 교육인력 또는 의사에게 연결된다. 이 절차가 끝나면 의료진은 환자의 상태 및 자신의 일정을 참고해 예약을 잡는다.

| 기술어 | 내용 요약 |
|---|---|
| 9번 테이프<br>000-087<br>마리아나<br>2/1/99<br>간호사 여성<br>환자 남성<br>지속시간<br>12:00 분 | N이 동의한다. 003. P 정보 004. HI는 자리를 잡고 자신을 소개하고<**적극적 참여자**> 동의 여부를 묻는다. 009. P는 대화를 시작한다. "(스페인어)" HI: "(스페인어)" 013 <**독자적으로 답변을 구한다**> P는 대소변 실금 *incontinent* 현상에 대해 설명한다. P: "(스페인어)" HI: "(스페인어)" <HI **계속 독자적으로 질문을 한다**> 016. HI는 **이전 병력에 대해 계속 질문한다**. 019. N: "마리아나, 이분이 신규환자인지 아닌지 이 점을 먼저 알아야겠어요." 020. N은 대화에서 소외되었다. P가 계속 얘기하는 동안 HI가 **N을 위해 요약을 한다**. N은 정보가 필요하다.022(전화번호, 생년월일) <**홍미롭다. N과 P가 서로 다른 방향으로 나간다.**> HI는 만성질환을 풀어서 설명한다. 029 <**풀이시 설명 - 수렴*convergence***>. N은 퉁명스럽게 말한다. "오늘 이 분이 전화하신 이유는 무엇입니까?" N은 상황에서 주도권을 갖고 싶은 것 같다. 동시에 P는 화를 낸다. 자신의 말이 자꾸 끊기기 때문이다. 040. 047에서 전화한 이유를 설명한다. P는 자신의 문제에 관해 답변도 하지 않고 관심도 주지 않는다며 병원 측에 화를 낸다. 049. HI는 전달할 답변을 얻기 위해 환자를 **압박한다**.<**HI가 상황을 주도권을 잡으려는 두 힘 사이에 끼여 있는 것인가??? 권한??**> "(스페인어)" P:"(스페인어)(화난 목소리)" 049 HI: "맙소사! 음... 별 이유가... 환자가 왜 진료를 받고 싶은지..." 051 <HI: 상황을 **설명하고** P의 반응을 **여과한다**. P는 화가 나있고 HI가 그의 상황에 공감하길 기대한다. N은 화가 났고 HI가 질문을 그대로 전달하길 바란다!!! **HI은 더 강력한 당사자 편에 연합하는 것 같다!!!**> "환자가 여러 문제를 얘기하는데... 뭐라고 했는지 말해줄게요." HI는 N을 위해 **요약한다**. 054. P가 끼어든다 "(스페인어)" 054 I가 대답한다. "(스페인어)" <가시성, **정보 흐름 제어**> 054. N은 재확인하고 HI가 대답한다<다시 P와 확인하지 않는다: **참여자**> 059. HI는 P와 한 가지 사항만을 확인하고 환자는 다른 얘기를 하며 또 다른 사항을 추가한다. **HI에 의해 제지당한다.** 061. HI는 "화가 난 부분"에 대해 **질문한다**. 066 HI: "(스페인어)" 066 P: "(스페인어)" HI: "(말이 겹친다)(스페인어)" 067. P: "(스페인어)" 068 HI가 **끼어들어** 정보를 N에게 전달한다<**영향력/연대의 부재**>. N: "마리아나, 이 환자에게 예약을 잡아주지 않아야겠어요..." HI: (말이 겹친다) "그러게요" N:(말이 겹친다) "긴급한 상황이 아니잖아요. 예약을 잡아주었다간 긴급의료 부서에서 난리가 날 거에요." 071 <홍미로운 **압박 사슬**이다. **병원과 연합**> N: **환자에게 설명해주실 수 있어요...? <HI는 병원절차를 P에게 설명한다.** PCP가 필요하다.> 078. P는 불평한다 079, 똑같은 불평을 반복하는 것이다. 081. P는 진료 예약을 잡기 위해 다른 부서로 연결된다. "감사합니다. (스페인어) 안녕히 계세요." 087. |

[그림 7] 색인기입에서의 가시성 예시

전화통화: 환자나 의료진이 상대방과 통화하고자 할 때 발생하는 상황이다. 전화의 목적은 일반적으로 진료예약에 관한 것이다(확인, 취소, 일정변경).

소식 및 결과 전달: 의료진이 검사 결과를 환자에게 보고하거나, 환자의 질환에 관한 전문가의 결정을 알려줄 때 발생한다. 환자가 캘리포니아 호프 병원에 전화해서 검사결과를 요구하는 경우도 있다.

보건 교육 제공: 환자가 교육 프로그램에 참가하기 위해 병원에 오는 경우가 이에 해당한다. 예를 들어 당뇨환자가 식이요법이나 혈당측정기(가정에서 환자가 혈당 수준을 검사하기 위해 사용하는 기구)의 올바른 사용방법에 관한 강의에 참가할 수 있다. 임산부가 산모 교실에 참여하는 경우 또는 척추 부상으로 휠체어를 타는 환자가 스스로 목욕하거나 가정에서 휠체어를 타고 이동하는 법을 배우기 위해 프로그램에 참여하는 경우가 이 범주에 해당한다.

방문 및 건강검진 계획: 환자는 건강검진이나 특진을 목적으로 의료진에게 진찰을 받으려고 방문할 수 있다. 예를 들어 성인 환자들은 자궁암 검사*Pap smears*나 CT 촬영을 위해 방문한다. 아이들은 백신 접종을 위해 온다. 암 환자들은 재발 징후를 검사하기 위해 병원을 찾는다.

기타: 이 범주는 여러 가지 이유로 통역 서비스를 찾는 경우를 포함한다. 병원에서 받는 진료 청구비에 대해 알아보기 위해 전화한 환자들이 뜻하지 않게 통역서비스실로 연결되는 경우(환자가 스페인어를 구사하기 때문)가 이에 해당한다. 빈번히 발생하는 또 다른 상황은 스페인어를 구사하는 환자의 가족이 입원한 친척의 병실을 알기 위해 병원에 전화하는 경우다.

### 3) 통역사의 가시성

앞서 논의한 가시성-비가시성 척도에서 어느 부분에 속하느냐에 따라 ICE를 분류했다. 극도의 가시성 또는 비가시성을 보인 것은 두 경우에 불과했는데 통역사의 평균적 가시도(可視度)를 확인하는 토론에서는 이를 예외로 분류해 제외했다.

이번 장에서는 캘리포니아 호프 병원에서 입수한 정보를 수집, 코딩, 분석하는 절차를 살펴보았다. 제4장의 도입부에서 비고츠키는 대상은 움직일 때 비로소 그 본모습을 드러낸다고 말한 바 있다. 4장과 5장은 그 움직임이 발생하는 배경과 방식을 규명했다고 할 수 있다. 다음 두 장에서는 이런 움직임을 정적인 상태로 유지한 채로 캘리포니아 호프 병원에서 통역사의 역할을 자세히 살펴보고자 한다.

# 제6장
# 가시성 찾기

제 6 장

# 가시성 찾기

서로 다른 언어 사이에 존재하는 미지의 영역을 넘는 안내자 역할을 하는 언어학자에게 번역이란 최종 목표가 아니라 상이한 언어로 쓰인 텍스트를 이해하는 첫 단계에 불과하다. 우리는 이런 이해 과정을 통해 우리가 도출해낸 해석의 장단점을 알게 됨으로써 어떤 부분을 고쳐야 하는지 스스로 깨닫게 되기 때문이다.

- A. L. 벡커*Becker*의 <번역을 너머> 중(1995:186)

## 1. 캘리포니아 호프 병원 ICE의 성격

캘리포니아 호프 병원의 통역이 있는 대화(ICE)는 여러 활동을 포괄하며 앞서 살펴본 바와 같이 스피커폰 통화나 면담으로 이루어진다. 환자 혹은 의료진은 다양한 활동과 의사소통에서 통역사의 도움을 필요로 한다. 이런 활동의 예로는 진료예약과 취소, 새로운 소식이나 결과의 전달, 구두 진료(언어병리학), 신체진료(내과의), 검사(CT 스캔 등)의 수행, 진료시간 확인전화 등이 있다. 이런 활동에서 다음과 같은 의사소통 기능이 발생할 수 있다. 즉, 불평, 요청, 질책, 설명, 지지, 정당화, 충고, 질의응답, 공감대 표현, 지시, 정보 전달, 확인 등이다. ICE의 길이도 상황의 성격에 따라 크게 달라진다(2분에서 2시간 이상까지 걸릴 수 있다). 예를 들면 진료 약속이나 취소는 3분도 채 걸리지 않을 것이다. 이런 ICE는 보통 전화로 한다. 왕진은 15분 정도 걸릴 것이다. 이 경우 통역사가 동반할 수도 있고 다른 장소에 있을 수도 있다(스피커폰으로 대화). 3자 모두 함께 하는 CT 스캔의 경우 2시간 정도 걸릴 수 있다.

캘리포니아 호프 병원의 ICE는 법원이나 비즈니스 회의 같은 다른 환경에서의 ICE와 분명 큰 차이를 보인다. 그 이유는 통역사 역할에 대한 기대와 참여자 사이의 대화 때문일 것이다. 법원통역사의 역할은 많은 규제를 받는다(Berk-Seligson 1990). 그 역할에 대해 기대하는 바가 매우 분명하기 때문이다. 즉, 통역사는 문자 그대로 통역해야 하며 피고인과 직접 대화를 삼가야 한다. 예를 들어 통역사가 용어의 보충설명을 해야 할 경우, 그렇게 하기 전에 법원의 허락을 요청해야 한다(NAJIT 2003).

비즈니스나 정치 회의 같은 회의 상황에서 통역사와 발언자 사이의 대화는 의료 분야나 법원 환경에서만큼 풍부하지 않다. 통역사는 보통 한 번에 한 발언자의 말만 통역하고 참석자 간의 대화는 질의응답 시간으로 한정된다(Roy 2000; Wadensjo 1998). 통역사와 당사자 간의 대화도 보통 질의응답 시간으로 한정된다. 따라서 통역사가 캘리포니아 호프 병원(또는 다른 의료나 커뮤니티 환경)에서 수행하는 역할은 이런 상황과는 전혀 다르다. 의료통역사의 역할은 법원통역사의 역할과 다르다. 법원통역사의 경우 규제가 더 많고, 특정 방식으로 말하고 행동하도록 법과 규칙 면에서 제약을 받기 때문이다. 또한 의료통역사의 역할은 회의통역사의 역할과도 다르다. 회의통역사의 경우 부스 안에서 통역을 해 당사자들과 특정 방식으로 상호작용하는데 있어 물리적 제약을 받기 때문이다(아예 서로 상호작용이 이루어지지 않는 경우가 대부분이다). 뿐만 아니라 부스 통역 상황의 의사소통 채널이란 통역사가 혼자 말을 하고 있음을 의미한다(Wadensjo 1998). 이런 차이를 볼 때 의료통역사의 경우 통역서비스를 받는 사람과 함께 교류하며 역할을 공동 건설하기 때문에 더 많은 자유가 주어진다는 것을 알 수 있다.

의료상담의 대화적 속성과 그것이 회의 연설이나 판사 판결 등의 독백 상황과 어떻게 다른지를 감안할 때, 계획적 발화가 아닌 즉석 발화의 상황에서만 통역사의 가시성을 볼 수 있다고 주장할 수도 있을 것이다(Levy 1999). 또 통역 환경이 공적이 아니라 사적인 상황에서만 가시성을 목도할 수 있다고 주장할 수 있다. 의료상담에서 적용하는 규약은 계획적 발화와 즉석 발화를 혼합한 것으로 보인다. 의료상담에서 대화는 예비단계부터 시작한다. 이 단계에서 즉석 대화와 정보 발견의 여지가 있다. 그 다음에는 환자의 주요 불만사항에 초점을 맞춘 밀착 질문으로 넘어간다. 캘리포니아 호프 병원에서 발생하는 의료대화(동일 대화에서 계획적 발화와 즉석 발화가 모두 존재한 경우)에서는 통역사가 비가시적이었던 경우가 드물게(4%) 있었다. 따라서 통역사의 가시성은 발화 형태보다는 대화 환경의 성격과 더 많은 관계가 있는 것으로 보인다. 제3장에서 논했듯이, 청중의 존재는 담화에 상당한 영향을 미친다(Irvine 1992). 공적 성격을 갖는 법원 및 회의통역과는 달리 의료통역은 일반적으로 청중이 없는 사적 환경에서 이루어지며(환자, 가족, 보험회사, 병원 행정직원, 의료진 등이 참여하는 회의는 예외적 경우가 된다) 청중이 없다. 반면 이런 환경에서는 통역사가 가시적으로 드러나는 경우가 많아질 수 있다.

## 2. 캘리포니아 호프 병원 ICE의 구조

다른 소통 상황처럼 ICE의 구조에도 서론, 본론, 결론이 있다. 단일 언어로 진행하는 의료상담과 마찬가지로 ICE는 버언*Byrne*과 롱*Long*(1976)이 의료상담 2,000 건의 언어행동 연구에서 규명한 여섯 단계로 진행된다. 단계는 다음과 같다. 1. 환자와 관계 형성 2. 방문한 이유 발견 3. 구두검사, 진찰 혹은 두 가지 모두 실시 4. 환자의 증세 판단 5. 구체적 치료 및 심화 진찰 6. 종료. 단일 언어 의료상담과는 달리 ICE에서 참여자는 세 명이다. ICE에서 통역사의 참여는 상기 여섯 단계에 영향을 미친다.

## 3. 통역사의 가시성: 개요

제1장에서 언급했듯이 통역사가 대화에서 가시적이라는 것은 통역사가 언어변환 그 이상의 역할을 함을 의미한다. 통역사의 일은(전문협회들이 명시하는 것처럼) 단지 당사자의 메시지를 이 언어에서 저 언어로 정확히 해석 및 암호화하는 것을 넘어선다. 언어적 조절 및 대화 내 움직임이라는 측면에서 볼 때 통역사는 사실상 대화의 공동 참여자라는 사실은 기존 연구에서 밝힌 바 있다. 버크-셀릭슨 *Berk-Seligson*(1990)은 법원의 문화인류학적 현상 연구에서 통역사의 이런 적극적 역할을 탐색했다. 경어체의 정도를 조절함으로써(예를 들어 특정 당사자를 대할 때 예의를 더 또는 덜 갖춘다든지, 전문용어를 더하거나 빼 어떤 발언을 다른 방식으로 통역한다든지, 어역을 공식적 수준에서 일상적 수준으로 바꾸는 등) 통역사는 2개 언어를 사용하는 법원에서 자신의 가시성을 조절할 수 있다. 경찰서에서 열린 이민 심의 연구(Wadensjo 1995), 스웨덴인과 러시아인 간의 의료상담에 대한 연구(Wadensjo 1992), 영어 사용자와 미국 수화(ASL) 사용자 사이의 대화에 대한 연구(Metzger 1999), 교수와 학생이 참석한 회의 등 공동체 내 대화 연구(Roy 2000)

에서 의사소통 시 통역사의 움직임을 통해 통역사의 가시적 역할을 증명하고 있다. 담화 분석(대화 시 통역사를 어떻게 호칭하는지, 통역사가 다른 사람들을 어떻게 호칭하는지, 통역사가 어떻게 대화를 조율하고 소통을 관리하는지에 초점을 둠)을 통해 상기 연구자들은 일상생활 속 통역에서(Roy 2000; 44-6) 혹은 대화통역에서(Wadensjo 1998) 통역사가 적극적 역할을 수행하는 공동 참여자라는 점을 밝혔다. 와덴스조, 로이, 메츠거는 녹음한 통역 내용의 전사본을 살펴보는 분석적 도구를 사용했다. 그 결과 통역사가 대화에 참여한다는 점이 분명히 드러났다. 통역사를 대화의 공동참여자로 설정함으로써 연구자들은 통역사를 대화의 통로라 보는 개념을 깨트렸다. 통역사가 참여를 한다는 점이 규명되었으니 다음 제기되는 문제는 이것이다. 과연 무엇이 통역사의 참여를 유발하는가?

의사소통에서 통역사의 참여를 살펴보며 와덴스조는 통역을 텍스트 번역과 대화의 조율이라는 차원에서 연구했다. 그녀는 텍스트 번역 연구를 하기 위해 통역사의 발화 내용 분류법을 개발해(1998: 106-8) 통역사가 원문을 통역한 방식을 설명했다. 와덴스조의 분류법은 여러 형태의 등가*equivalence*(어휘, 문법, 화용)보다는 원문 상에 제시된 맥락과 통역 내용을 비교하는 것에 주로 초점을 두었다(1998:42). 그녀는 통역사의 대화 조율 역할도 짚어보았으며 이 조율의 암시적(통역사의 발화) 또는 표출적(명확한 설명을 부탁하거나 발화 순서를 지켜달라고 요청하는 경우)인 모습을 관찰했다(1998: 107-8). 통역사의 발화 내용 및 조율 행위 분류는 통역사의 참여에 대한 연구에 필수적이다. 본 연구에서 필자는 기존 연구 내용을 한 단계 넘어 통역사의 참여를 유발하는 원인을 알아보고자 한다. 통역사는 사회적 진공 상태가 아닌 의사소통에 참여하기 때문에 필자가 제안하는 가시적 통역사의 모델([그림 3] 참조)은 한편으로는 사회적 요소의 상호작용으로 참여를 하게 되고 다른 한편으로는 의사소통이 속하는 사회와 제도의 기준으로 참여의 제약을 받는다. 이 모델과 통역사의 참여를 유발하는 사회적 요소를 설명하기 위해 제3장에서 소개한 세 가지 관점의 상호작용을 제시하고자 한다. 다음 부분에서는 일부 대화를 부분적으로 소개하고 통역사의 개입을 초래하는 사회적 요소를 짚어보고자 한다. 본 연구는 통역사를 공동참여자로 보는 연구결과 그 이후의 문제를 다루기 때문에 메츠거, 로이, 와덴스조가 진행한 연구의 연장선상으로 보아야 한다. 본 연구에서는 텍스트 소유자같은 통역사 역할 증가를 유발하는 사회적 요소를 다룬다. 통역사는 자신의 해석을 창조함으로써 가시적이 된다.

가시적 통역사란 의사소통 상의 간극을 메우기 위해 대화에서 권한을 행사하는 통역사를 지칭하며, 이런 권한은 텍스트에 대한 소유자 역할을 통해 드러난다. 통역사가 텍스트를 만들 필요성을 인식한다는 사실(즉, 와덴스조(1998)가 제시한 바와 같이 통역사가 통역이나 의미 명확화 이외의 이유로 발언자가 본래 말하지 않은 내용을 말하는 경우)은 통역사가 가시적이라는 증거다. 텍스트 소유자 역할 형성에 참여하는 정도에 따라 통역사의 가시성은 증가하거나 감소한다. 따라서 ICE에는 두 발언자가 전달하는 본래 메시지만 있거나, 본래 메시지와 통역사가 소유하는 메시지가 있거나, 통역사 소유 메시지만 있을 수도 있다. 따라서 모든 ICE는 통역사의 가시성 정도에서 최저부터 최고 사이의 한 시점에 해당한다고 볼 수 있다.

## 4. 캘리포니아 호프 병원 ICE의 가시성 발현사례

캘리포니아 호프 병원에서 일어나는 모든 ICE에서 가시성은 다양한 차원에서 접근할 수 있는 유연한 개념인 것 같다. 가시성은 ICE의 장소에 따라 달라지며, (의료상담의 여러 단계에서 등) ICE의 중간부분뿐 아니라 도입부와 종결부에서도 나타난다. 도입부와 종결부에서 나타나는 가시성은 극도로 의례화*ritualize*되어 있다. 의료진이 도입부에서 통역사를 소개하지 않으면 통역사는 본인이 직접 자신을 소개하고 위치를 잡는다. 어떤 공동참여자라도 자신의 지위를 명확히 하기 위해 이렇게 행동할 것이다.

종결부에서 통역사는 이미 발언자들과 관계를 형성한 상태이고 이제 그 관계를 종결할 때가 된다. 어떤 관계에서나 공동참여자는 이 같은 과정을 거친다. 캘리포니아 호프 병원에서 발생하는 ICE는 단일 언어 대화 상황과 마찬가지로 대화적 의례를 지킨다. 도입부와 종결부는 상당히 의례화되어 있기 때문에 필자는 이 부분이 가시성의 연속선상에 있다고 보지 않으며([그림 8] 참조) 구별해서 논의한다.

가시성의 정도는 변화한다. 상황의 공동건설자로서 통역사의 참여(텍스트 소유자 역할) 정도에 따라 캘리포니아 호프 병원에서는 모든 수준의 가시성을 나타내는 ICE들이 발생한다. 가시성이 최저에 가까워지면(약한 가시성의 경우) 통역사가 텍스트의 공동소유자로서 이따금씩 참여하는 경우를 볼 수 있다. 가시성이 최대에 가까워지면(강한 가시성의 경우) 통역사가 텍스트의 소유자가 되는 상황이 벌어진다. 자신의 역할에 대한 통역사의 인식을 이처럼 분석할 때 통역사의 가시성을 결정하는 것은 대명사 사용의 변경 등 언어적 효과가 아니라 텍스트의 소유자 역할을 하느냐의 여부다.

## 5. 가시화: 언어 및 의사소통적 전략

통역사가 자신이 소유한 메시지를 전달하기 위해 사용하는 언어학적, 소통적 전략은 다양하다. 어떤 경우 통역사는 대명사를 단 한번 사용함으로써 텍스트 형성에 가볍게 참여할 수 있다(대화에 자신을 포함시킨다). 또 다른 경우 통역사는 본래 발언자가 말한 내용에 상당히 첨가를 해 메시지를 구성한다. 이 두 경우는 통역사가 어떻게 가시성의 최고와 최저를 넘나드는지를 보여준다. 예를 들어 의사가 "맑은 유동식 식사 *clear liquid diet*" 같은 기술적 용어를 사용할 때 통역사는 환자의 이해를 돕기 위해 텍스트의 소유자가 되어 내용을 늘리거나 설명하고, 어역을 변경한다. 이 경우 "맑은 유동식 식사"는 물이나, 묽은 죽, 사과주스 등으로 구체화할 수 있다.

[그림 8]은 통역사가 자신이 소유하는 메시지를 전달하기 위해 사용하는 몇 가지 전략을 보여준다. 이 전략 중 일부는 상당히 필연적인 반면 그렇지 않은 전략도 있다. 이 연장선상에서 볼 때 전략의 분류가 제시되는 순서는 고정적이지 않으며 각 분류 사이의 경계가 유동적이라는 점을 염두에 두어야 한다(즉, 각각의 분류는 다른 분석방법으로 이동할 수도 있다). 가시성에 대한 본 연구에서 필자는 통역사가 텍스트의 소유자가 되는 전략은 사회적 요소로 유발되었다고 본다. 이런 요소의 예로는 환자의 인종, 교육수준, 사회경제적 지위가 있다. 자신이 처한 제약 요건 하에서 의사소통의 목적을 달성하기 위해 통역사는 이런 전략을

| 텍스트 소유자 역할에 따른 가시성 | 텍스트 소유자 역할을 행사하기 위한 전략 | 텍스트 소유자 역할이 의료정보나 개인정보에 미치는 영향 |
|---|---|---|
| 높음 | 1개 언어만 구사하는 발언자를 대체 | 상당히 필연적 |
| | (발언자와) 연합/작용 | |
| | 문화적 중개 | |
| | 연대감 표출/권력 행사 | |
| | 확장/요약 | |
| | 답변 탐구 | |
| | 어역을 넘나듦 | |
| | 소통의 흐름 조절 | |
| ↕ 낮음 | <도입부/종결부/자신의 위치 정립> | ↕ 사소함/상당히 의례적 |

[그림 8] 캘리포니아 호프 병원의 연속적 가시성

사용하는 것으로 보인다(제3장 참조). 통역사가 제약을 받는 이유는 대화가 이루어지는 사회나 제도의 규범 때문일 수도 있고, 대화가 이루어지는 주변상황 때문일 수도 있다(청중이 있는 경우와 없는 경우 등).

캘리포니아 호프 병원에서 통역사는 대화에 참여하는 모든 참여자의 사회적 현실과 제도적 제약을 감안해 의사소통 목적을 달성하기 위해 여러 단계를 밟는다.

다음 두 섹션에서는 가시성 정도를 더 자세히 살펴보도록 하겠다. 의료상담의 1단계(환자와 관계 형성)와 6단계(종결)에 해당하는 도입부와 종결부에서 동시에 나타나는 약한 가시성의 예[8]를 먼저 살펴보도록 하겠다.

## 6. 낮은 가시성: 통역사가 가끔 텍스트의 공유자로 개입

### 1) ICE의 전형적 도입부

환자와 관계를 형성할 때 의료진과 통역사는 독립적으로 행동하고 개별적으로 환자와 관계를 형성한다. 달리 말해서 캘리포니아 호프 병원 내 모든 ICE는 환자 혹은 의료진(둘 중 누구라도 먼저 대화를 시작할 수 있다)이 도움이 필요한 상황의 성격에 대해 통역사에게 설명함으로써 시작된다. 예를 들어 의료진이 통역사에게 먼저 도움을 요청할 경우 일반적으로 통역사에게 먼저 환자의 이름과 차트번호를 알려준 후 상황에 대한 설명을 한다. 환자가 먼저 통역사의 도움을 요청할 경우 통역사

8) 의료진, 환자, 통역사의 발언을 전사한 기록은 이런 분석에 충분할 정도로 상세하다. 말이 겹친 부분은 따로 표시했고 스페인어는 영어로 번역했다. 사용한 기호:
(괄호): 스페인어의 영어 해석
[각괄호]: 대화가 겹친 부분(한 명이 말하는 중 다른 사람이 개입한 경우를 표시)
▶는 해당 대사에 주목할 필요가 있다는 표시.

는 환자로부터 이런 정보를 요청하고 이와 동시에 환자가 연결하고자 하는 의료진이 누구인지 또는 부서가 어디인지 질문한다. 그 후 통역사는 환자가 필요로 하는 것이 무엇인지 평가한다.

캘리포니아 호프 병원의 ICE에서 의료진과 환자는 자신의 신원을 밝히고 통역사도 자신을 소개하고 위치를 잡는다. 통역사가 자신의 이름만 밝히는 경우도 있다. 반면 1번과 2번 대화에서 보듯이 의료진과 환자의 의사소통을 도울 준비가 되어있다는 발언을 첨가할 수도 있다. 다른 경우 통역사는 자신이 캘리포니아 호프 병원 소속이라는 것을 밝혀서 제도 내에서 자신의 위치를 명확히 한다. 3번 대화가 이런 예를 보여준다.

첫 번째 예(1번 대화)에서 호아킨[9]은 스피커폰으로 통역을 하며 스페인어권의 중년 여성 환자와 영어권 여성 간호사가 사무실에서 직접 대면하여 의사소통하는 것을 돕는다. 간호사는 환자에 대한 정보를 수집하기 위해 질문을 한다. ICE는 15분 동안 진행된다. 대화에서 먼저 간호사(N)가 호아킨(HI)에게 환자(P)의 이름을 알려주고 환자가 대화에 참여한다. 호아킨은 환자 이름을 다시 언급하고(1번 줄) 환자가 대화를 시작하면 환자에게 인사를 하고 자신을 소개한다.

1번 대화: 호아킨(테이프 0: 001-007)

1 HI: 마리아 고메즈 씨요?
2 N: 고메즈 씨 맞습니다. 감사합니다. 환자분이 여기 계십니다.
3▶HI: (안녕하세요)
4 P: (안녕하세요)
5▶HI: (저는 통역사입니다. 제 이름은 호아킨이고 간호사와 대화를 나누실 수 있게 돕겠습니다.)
6 P: (알겠습니다.)

9) 캘리포니아 호프 병원 통역사에 대한 인적 정보는 4장의 〈표 2〉를 참조

호아킨은 통역사와 조력자같은 자신의 역할을 환자에게 소개한다(5번 줄). 이는 그에게 주어진 역할이 아니라 호아킨 자신이 조력자로서 위치를 정한 것이다. 호아킨은 자신이 단순히 마리아 고메즈 환자와 간호사의 말을 통역할 것이라 말하지 않고 자신의 역할을 대화 내의 적극적인 참여자로 정한다. 이후 그와 가진 격식 없는 대화에서도 호아킨은 환자를 고통과 불안을 안고 진료실을 찾는 개인이라 표현했다. 그는 이들의 불안을 해소시키는 것이 자신의 역할이라고 누차 언급한다. 환자들로부터 받는 인상(Brewer 1988, 제3장)으로 인해 호아킨은 환자와 연대감을 형성하게 되고 이를 표현함으로써 환자의 불안을 완화시킨다고 믿는다.

2번 대화에서 엘다(HI)는 남성 영어권 의사(D)와 남성 스페인어권 환자(P) 간의 대화를 중개한다. 2번 대화 전에는 의사와 엘다 간의 대화가 있었다. 의사가 엘다에게 환자의 이름을 말하자 엘다는 해당 환자를 통역해준 경험이 있다는 것을 기억해낸다. 훌리오라는 환자는 비뇨기과를 방문한다. 엘다가 훌리오에게 인사하는 부분부터 살펴보자.

2번 대화: 엘다(테이프 23: 234-238)

1 HI: (훌리오 씨, 안녕하세요)
2 P: (안녕하세요)
3▶HI: (어떻게 지내셨어요? 저는 엘다에요. 절 기억하시는군요.)
4 P: (아!)
5▶HI: 준비되었습니다, 선생님.("아!"라고 하신 건 절 기억하신다는 뜻이죠? 저도 훌리오 씨를 알아요.)

엘다가 환자에게 이름을 부르며 대하는 방식(1번 줄)을 보면 훌리오와 처음 만난 것이 아니라는 것을 알 수 있다. 3번 줄에서 엘다가 환자에게 어떻게 지냈는지 묻고 훌리오가 이미 자신의 목소리를 알아본 것을 눈치 차렸음을 언급한 점을 보면 이는 분명해진다. 엘다와 훌리오가 나누는 처음 세 줄의 대화는 의사와 공유하는 부분이 아니다. 엘다가 의사에게 전달하는 유일한 메시지는 진찰준비가 완료되었다는 말이다(5번 줄). 통역사와 환자 간의 이런 대화는 과거에 함께 일한 경험이 있는 통역사와 환자 간에 흔히 일어난다. 이들은 이미 관계를 형성했고 서로 직접 인사함으로써 그 관계를 존중함을 표시한다. 이 대화가 끝난 후 필자는 엘다에게 훌리오에 대해 질문하고 훌리오를 안지 얼마나 되었는지 물어보았다. 엘다는 훌리오를 잘 기억한다고 말한 후 그의 건강문제에 대한 이야기를 하고 자신이 훌리오를 통역해주었던 여러 경우를 이야기해 주었다. 또한 엘다는 훌리오의 목소리를 알아보았다고 했고 훌리오가 항상 얼마나 친절하고 정중했는지 또한 그의 유머감각에 대해서도 이야기했다. 엘다는 훌리오를 돕는 것이 즐겁다고 말했다. 이런 엘다의 말을 들어보면 엘다가 얼마나 환자와 공감대를 형성하고 있는지 그리고 얼마나 환자와 친밀한지를 알 수 있다(Festinger 1954, 제3장). 뿐만 아니라 대화가 스피커폰으로 진행되더라도 엘다가 환자와 이미 형성한 관계를 기반으로 이를 더욱 발전시킨다는 사실을 알 수 있다.

3번 대화는 남성 영어권 의사(D)와 여성 스페인어권 환자(P)가 직접 만나 긴급한 치료를 해야 할 때 마리아나(HI)가 스피커폰을 통해 개입하는 6분 동안의 ICE 내용이다. 통역사는 일단 의사가 환자에 대해 하는 브리핑을 듣고 의사에게 설명에 대한 감사를 표시한다. 통역사가 환자에게 자신을 소개하려는 시점을 살펴보자.

3번 대화: 마리아나(테이프 11:040-047)

1▶HI: 감사합니다, 선생님. 이제 환자에게 제 소개를 하겠습니다. (마리아 카브레라 씨, 안녕하세요.)

2 P: (안녕하세요.)

3▶HI: (저는 이 병원 통역사이고 카브레라 씨가 팡 선생님과 대화하시는 것을 돕겠습니다.)

4 P: (알겠습니다.)

5 HI: 선생님, 준비가 되었습니다.

호아킨과 마찬가지로 마리아나도 조력사로서 자리매김한다. 그러나 호아킨과는 달리 마리아나는 해당 기관 소속 조력자라는 점을 언급한다. 필자는 그 이후 마리아나와 대화를 나누었는데 마리아나는 자신이 의료진의 일부라 인식했다고 말했다. 다른 모든 통역사와 마찬가지로 마리아나는 환자의 안위를 위해 의료진과 함께 일한다. 마리아나의 이런 확신을 보면 마리아나가 왜 항상 소속 기관의 일원으로서 자신을 소개하는지 이해할 수 있다.

위 세 가지 대화 도입부에서 흥미로운 점은 통역사들이 환자에게 자신을 소개할 때 의료진은 결코 어떻게 소개하라는 지침을 주지 않는다는 것이다. 통역사가 어떻게 말할 것인가, 어떤 말을 할 것인가는 그의 자유다. 때로는 통역사가 하는 말이 사회적 요소 즉, 환자와 통역사의 인종, 연대감, 정서에 좌우될 수도 있다. 다른 경우에는 통역사가 소속된 기관이 통역사가 하는 말에 영향을 미칠 수도 있다(통역사가 소속기관을 밝히는 경우). 혹은 의사가 대화를 시작하는 방법과는 상관없이 자신의 문화 내에서 대화를 시작하는 관례를 얼마나 따르는지에 따라 통역사가 하는 말이 달라질 수 있다. 통역사는 공동발언자로서 자리매김하고 이렇게 위치를 설정함으로써 자신이 하는 말의 소유자가 된다.

### 2) ICE의 전형적 종결부

ICE를 마무리할 때가 다가오면 당사자들은 서로에게 신호나 암시를 준다. 사람마다 대화를 마치는 방법이 다르듯이 통역사들도 마찬가지다. 도입부에서 살펴본 것처럼 통역사는 각자 자신의 방식으로 첫인사를 하며 종결부에서도 자신의 방식을 따른다. 뿐만 아니라 통역사들은 1개 언어만 구사하는 각 당사자와 형성한 관계를 종결부까지 유지한다. 4, 5, 6번 대화에서 이를 목격할 수 있다.

4번 대화는 멕시코 출신으로 스페인어를 사용하는 여성 환자(P)와 영어권 남성 의사(D)와의 대화를 마르코스(HI)가 중개하는 상황이다. 정신과 병동 면담이 끝나갈 무렵이다. 의사는 면담을 마치면서 다른 질문이 없는지 묻는다. 그러자 환자는 본인의 이전 정밀진단결과를 알고 싶다고 한다. 의사는 결과는 대체적으로 정상인데 단지 환자가 빈혈 증세를 보이므로 혈액검사를 더 해야 할 것이라 답한다. 또한 의사는 문제가 있을 때만 연락을 하겠다고 한다. 별다른 문제가 없으면 다음 면담 때 오면 된다고 한다. 마르코스는 이 정보를 환자에게 전달한다. 그리고 의사는 끝인사를 한다(1번 줄).

4번 대화: 마르코스(테이프 39: 171-173)

1▶D: 예, 안녕히 가세요. 감사합니다.

2▶HI: 선생님, 별말씀을요. (안녕히 가십시오. 행운을 빕니다.)

3▶P: (감사합니다.)

4▶HI: 안녕히 가세요.

5▶D: 안녕히 가세요.

마르코스는 의사와의 대화를 마치고(2번 줄) 환자에게 행운을 빌며 환자에게도 마무리 인사를 한다. 환자(3번 줄)는 의사(1번 줄)와 마찬가지로 마르코스에게 감사를 표한다. 이 대화는 ICE 종결부에서 통역사가 보이는 전형적인 행동을 보여준다. 캘리포니아 호프 병원의 통역사들은 거의 항상 마무리 인사를 할 때 다른 말을 덧붙인다(2번 줄). 의료진이 “감사합니다”라든지 “안녕히 가세요”라는 말로만 대화를 마무리 짓는 반면 통역사는 항상 환자와의 연대감을 표현함으로써 내용을 확대한다 (Wadensjo 1998). 통역사는 환자에게 연대감을 표출할 때 다음과 같은 말을 한다. “좋은 하루 보내세요”, “만사가 잘되기를 바랍니다”, “쾌유를 빕니다”, “행운을 빕니다” 등이다. 이런 말을 함으로써 통역사는 환자가 속한 문화권에서 통용되는 예의범절에 맞게 ICE를 마무리한다. 의사는 통역사에게 이런 말을 하라고 정해주지 않는다. 통역사 자신이 말을 만드는 것이다. 필자는 마르코스와 이야기를 했는데 마르코스는 환자의 문화권에서 통용되는 방식으로 인사를 하지 않으면 환자가 기분이 상할 수 있기 때문에 예의를 갖추어야 한다는 점을 누차 강조했다. 마르코스가 이를 인식하고 있기 때문에 2번 줄에서 환자와의 연대감을 표출했을 것이다. 마르코스는 이 ICE가 진행되는 동안 환자와 의사에 대한 인상을 구축한다. 인간관계 이론에 따르면 마르코스는 환자와 의사에 대한 범주 체계를 만들고(제3장 Brewer 1988) 대화가 끝날 때 문화적 간극을 메우기 위해 이 체계를 사용한다. 마르코스는 의사가 상담을 끝냈고 적절하게 대화를 마무리하지 않았다는 점을 간파하며 환자가 대화를 마무리 짓기를 기다리고 있다는 점도 간파한 것이다.

5번 대화는 영어권의 여성 원무직원(M)과 스페인어권 환자(P) 간에 벌어지는 ICE의 종결부이다. ICE 통역은 콘수엘로(HI)가 담당한다. 환자는 자신의 자녀가 아파 캘리포니아 호프 병원에 전화했다. 이 환자는 그 달 말(26일)에 이미 진료예약이 되어있지만 진료 날짜를 앞당길 수 있는지 알아보고 싶어 한다. 안타깝게도 그 전으로 약속을 옮길 수가 없어서 직원은 환자가 원래 약속한 날짜에 방문했으면 좋겠다고 한다. 직원이 콘수엘로에게 이 상황을 설명하고 대화의 종료를 암시하는 부분을 살펴보자.

5번 대화: 콘수엘로(테이프 45: 234-296)

1 M: 이 환자분은 원래대로 26일에 진료 받으셔야겠네요... 음... 그리고... 환자분이 그 전에 질문이나 문제가 생기면... 전화를 주시면 됩니다.

2 HI: 알겠습니다.

3 M: 예... 하지만... 환자분의 예약을 그 전으로 잡는 것은... 이 날짜 전에는 가능한 날이 없거든요...

4▶HI: (진료날짜를 바꿀 수 없겠네요. 26일 진료예약에 꼭 오셔야 합니다.)

5 P: (알겠습니다.)

6▶HI: (네... 하지만... 지금부터 26일 사이에 문제가 있으면... 어떤 문제든지요... 전화를 주세요... 전화해서 알려주세요... 아시겠지요?)

7 P: (물론입니다.)

8▶HI: (됐지요? 제이콥 선생님께 알리겠습니다... 그러면... 진료날짜인 26일에 꼭 오세요.)

9▶P: (음... 예... 감사합니다.)

10▶HI: (기메나 씨, 괜찮으시죠?)

11▶P: (친절하시네요... 안녕히 계세요... 감사합니다.)

12▶HI: (감사합니다. 쾌유를 빕니다...)

13▶M: 예... 감사합니다... 안녕히 가세요.

14▶HI: 안녕히 계세요.

15▶M: 안녕히 가십시오.

직원은 왜 진료날짜를 바꿀 수 없는지 설명하고(1, 3번 줄), 다른 방법이 없다는 점을 설명한다. 직원은 대화를 마칠 때가 되어도 환자에게 마무리 인사를 하지 않는다. 콘수엘로는 환자에게 마무리 인사를 하고 (12번 줄) 대화를 마친다. 콘수엘로는 어떻게 인사를 하는가? 환자에게 예약을 지키는 것이 중요하다고 설명한다(4, 6, 8번 줄). 콘수엘로는 환자가 이해를 했는지 다시 한 번 확인한다(10번 줄). 환자는 콘수엘로에게 감사를 표하고(12번 줄) 콘수엘로는 환자의 쾌유를 빈다. 환자와의 대화를 미친 후에야 콘수엘로는 직원과의 대화를 마무리 짓는다(13-15번 줄). 그는 환자와의 대화를 직원에게 통역하지 않고 ICE를 자신 나름의 방식으로 마무리 짓는 쪽을 선택한다. 통역사가 하는 선택은 대화 내에서 통역사의 역할을 보여주는 주요 증거다.

5번 대화는 ICE를 마무리 지을 때 통역사의 텍스트 소유자 역할에 대한 몇 가지 사항을 보여준다. 먼저 캘리포니아 호프 병원 통역사는 대화를 마무리할 때 거의 항상 자신 나름대로의 인사를 한다. 위에서 살펴보았듯이 의료진은 ICE를 마무리할 때 단지 "감사합니다", "안녕히 가십시오" 정도의 말만 하는 반면 통역사는 환자의 건강을 기원하며 항상 환자와의 연대감을 표시한다. 이 예에서 콘수엘로는 환자에게 진료를 놓치지 않는 것이 중요함을 세 번이나 상기시킴으로써 환자에 대한 배려를 표현하기 때문에 연대감은 정서와도 관련이 있다([그림 3] 참조). 둘째, 많은 경우 통역사는 언어적 표현 선택뿐 아니라 발언 자체의 주도권을 갖고 발언이 끝나면(메시지의 발신자인) 당사자에게 이를 알린다. 이것은 12번 줄에 나타난다.

6번 대화는 자신의 방식대로 ICE를 마무리하는 다른 예를 보여준다. 이 ICE에서 마리아나(3번 대화에 등장했던 통역사)는 영어권 여성 간호사(N)와 스페인어권 남성 환자(P) 간 진행한 11분 동안의 의사소통을 돕는다. ICE가 끝날 무렵을 살펴보자.

6번 대화: 마리아나(테이프 26: 187-196)

1 N: 네, 끝났습니다. 감사합니다.
2▶HI: 네 리사 씨, 감사합니다.(감사합니다. 좋은 하루 보내세요. 행운을 빕니다.)
3▶P: (정말 감사합니다.)
4▶HI: 안녕히 가세요.
5▶N: 안녕히 가세요.

이전 두 대화(4번과 5번)의 경우처럼 여기서도 간호사는 통역사에게 마무리 인사(2번 줄)를 정해주지 않는다. 환자는 통역사에게 답례인사를 하고(3번 줄) 이 때 통역사에게 직접 이야기한다. 마리아나는 환자에게 단지 "끝났습니다"(1번 줄)라고 말할 수도 있었겠지만 환자 문화권에서 통용되는 예의범절을 지키기로 하고 이에 맞게 ICE를 마무리한다. 간호사는 통역사에게 이런 말을 정해주지 않는다. 즉, 마리아나가 텍스트 소유자인 것이다. 4번 대화의 마르코스처럼 마리아나도 양측에 대해 자신이 개발한 범주 체계(Brewer 1988, 제3장)에 따라 행동한다. 그 결과 환자가 자신의 문화적 규범에 따라 기대하는 마무리인사를 나름대로 만들게 된다.

이런 대화의 도입과 종결에 대한 분석을 살펴보면 통역사는 ICE를 자신의 방식으로 시작하고 끝내며, 다른 사람이 통역사에게 할 말을 정해주지 않음을 알 수 있다. 이런 점을 볼 때 해당 문화권에서 통용되는 예의범절이 기관의 규칙을 대체하는 것 같다. 의료진이 대화를 급히 진행해야 하거나 기관 측에서 의료진이 한 상담을 급하게 마무리하고 다음 상담을 진행하도록 요구할지라도 통역사는 충분히 시간을 가지고 대화를 끝낸다. 즉, 스페인어를 사용하는 상대가 받아들일만한 방식으로 대화를 마무리한다. 통역사는 자신이 받은 인상으로부터 범주 체계를 도출하고(Brewer 1988, 제3장) 이를 통해 연대감과 정서를 표현하게 된다. 이것은 본 연구의 관찰 기간 22개월 동안 빈번히 일어났다. 통역사는 ICE에서 형성한 관계를 주도권을 갖고 마무리 짓는다.

## 7. 높은 가시성: 텍스트의 주인같은 통역사

캘리포니아 호프 병원에서 강한 가시성(이는 매우 중요함 - 전달하는 의료 및 개인정보에 큰 영향을 미치기 때문)은 도입부와 종결부(즉, 의료상담에서 1단계(환자와 관계 형성 혹은 6단계(종료)))에 나타나지 않는다. 그보다는 2단계와 5단계(즉, 문제의 발견, 검사, 증세 판단, 구체적 치료 및 심화 진찰 단계) 사이에서 나타난다. 하임즈의 분류학에 따르면 이 단계에서 ICE 참여자들의 목적이 얼마나 현격하게 달라지는지 알 수 있다. 환자는 의료적 도움을 필요로 하고, 의료진은 환자에게 자신의 기술적 지식 및 전문적 지식을 제공하고자 하며, 통역사는 이 두 사람이 ICE의 의사소통 목적을 달성하도록 도와야 한다.

ICE에 참여하는 당사자들의 목적에만 차이가 나는 것은 아니다. 각각의 참여자들은 자신이 기대하는 바를 대화에 반영하기도 한다. 즉, 환자는 자신의 말을 들어줄 것을 기대하고, 의료진은 진단을 하고 현재 가능한 치료 방법을 제공하기 위해 필요한 정보를 얻기를 바라며, 통역사는 각각 다른 언어를 사용하는 두 사람이 서로 의사소통하는 것을 돕고자 한다. 환자들은 컨디션이 좋지 않아 겁에 질린 채로 의료상담을 하러 오기도 한다. 이들은 의료진과 대화할 때 전문적 의학용어에 대한 지식이 부족하지만 필사적으로 해결책을 원한다. 때로 의료진은 시간에 쫓겨서 환자가 알아듣기 쉬운 용어로 풀어서 설명해줄 언어적 여유가 없기도 하다. 혹은 의료진이 환자의 문화에 익숙하지 않을 수도 있다. 따라서 이런 정보, 목적, 기대치를 조직하고 조율하는 것은 통역사에 달려있다. 통역사들은 여러 요소를 조정하고 조율해야 한다. ICE의 복잡성 때문에 통역사가 텍스트의 소유자, 즉 주인 역할을 하는 것은 쉽지 않다.

이제 캘리포니아 호프 병원에서 발생하는 ICE의 본론 부분을 살펴보자. 모든 ICE에서 적어도 한 개 이상의 문제가 발생한다. 제3장에서 살펴본 바와 같이 1개 언어만을 구사하는 두 당사자는 언어적 경로나 목적, 기대치나 형태, 그리고 대화나 통역 시 사용하는 원칙이 모두 다르다. ICE에서 통역을 요청한 메시지가 전달되지 않는 경우도 있다. 통역사는 대화에서 양측 간의 합의를 이끄는 방향으로 상황을 조율한다. 그 과정에서 통역사는 질문과 답변을 전달하며 공동의 목소리의 일부를 구성하게 된다. ICE에서 질문 및 답변을 해야 하는 당사자들은 공동의 언어를 사용하는 사람들과 같은 경로로 대화할 수 없기 때문에 제3자가 개입해야 한다. 그 제3자가 바로 통역사다.

통역사는 상당히 능동적인 역할을 수행하면서 참여자들의 의사소통 목적을 달성하기 위해 권한을 수행한다. 그러나 이 역할이란 무엇인가? 이 역할은 무엇에 의해 촉발되며 어느 부분에서 수행되는가?

통역사는 ICE 참여자들 간의 의사소통을 관장하고 이 과정에서 텍스트의 주인 역할을 하게 된다. 즉, 통역사는 모든 의료 대화에서 어느 정도의 가시성을 드러내는 것이다. 가시성의 정도는 해당 ICE에 따라 높거나 낮을 수 있지만 통역사가 폐쇄적*closed* 통역을 하는 경우는 거의 없다(Wadensjo 1998). 오히려 의료 대화에 영향을 미치는 사회적 요소 간 상호작용을 바탕으로 통역 내용을 확장함으로써 자신이 텍스트의 소유자가 되는 경우가 더 많다. 정도의 차이는 있겠지만 일반적으로 통역사는 자신만의 역할을 수행하는 강력하고 가시적인 대화 참여자다. 통역사는 캘리포니아 호프 병원에서 일어나는 ICE의 도입부와 본론 및 종결부에 걸쳐 권한을 행사한다. 다음의 예는 지금까지 살펴본 도입부와 종결부의 사례보다 높은 가시성을 보여준다. 특히 통역사가 생성하는 텍스트 소유권의 측면과 통역사가 대화를 이끌어가는 기능적 차원에서 이런 가시성이 두드러진다. 정보 및 편의를 제공하고 상대방에게 반응하며 참여적인 특성을 갖는 의료진과 환자 간의 관계에서 통역사는 권한을 발휘함으로써 영향을 미친다(제2장).

7번 대화에서 엘다(2번 대화에서 등장)는 멕시코 출신 여성 환자와 백인 남성 의사가 치료에 대해 소통하는 것을 돕는다. 의사는 "예" 혹은 "아니오"라는 답을 기대하고 새로운 약이 환자에게 도움이 되는지 묻는다. 환자는 이야기를 시작한다. 엘다는 환자의 말을 중단시키고(4번 줄)

"예" 혹은 "아니오"라고 대답할 것을 요청한다. 의사는 "mejor(더 낫다)"라는 스페인 단어를 듣고 약이 도움이 된다고 추측한다(6번 줄). 엘다는 의사에게 아직 환자로부터 확답을 받지 못했다고 하며 상황을 정리하고(7번 줄) 환자에게 질문에 대한 답을 해달라고 요청한다. 다른 당사자가 발언을 하는 중에 환자가 말하기 시작하자(8번 줄) 엘다는 주도권을 잡고(9번 줄) 환자에게 대화의 규칙을 알려준다.

7번 대화: 엘다(테이프 28: 000-140)

1 D: 효과가 있나요, 없나요?

2 HI: (효과가 있나요 아니면 없나요?)

3 P: (아니요... 음... 아니에요... 통증이 있어요. 그리고...)

4▶HI: (그런데 효과가 있는지요?)

5 P:(그 전에는 좀 좋아졌는데 오늘 아침에는...)

6 D: 그럼 효과가 있다는 건가요?

7▶HI: 선생님, 제 질문에 답을 하지 않고 있네요.(약이 효과가 있는지 없는지 말씀해주시겠어요?)

8 P: 음... 어떻게 설명해야 할지... 제가 걷지 않으면...)

9▶HI: (잠시만요... 이렇게 하도록 하죠. 제가 말을 할 때는 환자분께서 말을 하지마시고 환자분께서 말씀하실 때는 제가 들을게요. 그렇지 않으면 대화가 불가능하고 서로 이해할 수가 없습니다.)

이 대화는 질문에 대한 답변을 요청하면서 엘다가 텍스트에 대한 소유권을 갖게 되는 모습을 보여주는 예다. 여기서 엘다는 대화에서 영향력을 행사하며 의사소통을 조절한다. 대화를 이끌어 가면서 그녀는 조율을 계속하기 위해 자신에게 주어지지는 않았지만 필요하다고 생각하는 텍스트를 생성한다. 9번 줄 발언을 살펴볼 때는 상호작용을 목적으로 통역 내용을 확장한다는 개념 그 이상을 고려해야 한다(Wadensjo 1998: 106-10). 의사는 대화에서 상대방과 발언이 겹치는 것을 피해야 한다는 사회언어학적 규칙을 환자에게 전달하는 발언을 실제로 전혀 하지 않았다. 엘다는 스페인어에서 말의 겹침이 허용된다는 것을 알고 있지만 의사가 듣기 원하는 것은 환자가 하려는 이야기가 아니라 질문에서 요청한 정보라는 사실도 알고 있다. 의사가 필요로 하는 의료 정보를 제공하기 위해 엘다는 환자의 이야기를 무시하고 환자가 약의 효능에 초점을 맞추게 하려고 노력하며 결국 환자를 질책하기로 결정한다. 엘다는 의사소통을 조절하고 원칙을 정하는 권한을 행사한다. 그녀는 이렇게 참여적이고 반응적인 의사-환자 관계에 강한 영향을 미친다(제2장). 이것을 통역사의 잘못이나 책임으로 해석해서는 안 된다. 이 대화를 통해 엘다는 “예” 혹은 “아니오”라는 대답을 원하는 의사의 필요에 반응해 개입한다는 것을 추론할 수 있다. 의사가 새로운 약의 효능을 물어본 것은 1번 줄에서가 처음이 아니다. 전 두 차례의 시도가 실패했기 때문에 단지 “예” 혹은 “아니오“라는 답변을 받기 위해 다시 질문한 것이다. 환자는 ”예“ 혹은 ”아니오“라는 답을 요구하는 질문을 받았을 때 자신이 하고 싶은 이야기를 할 수 없고 의료기록 작성에 완전히 참여할 수 없으며 의사소통은 어려워진다. 이 대화에서 우리는 의료대화가 제도적 제약에서 벗어날 수 없으며(Bourdieu 1977, 제3장) 엘다의 행동이 이런 제약의 영향을 받는 모습을 목격할 수 있다. 의사는 시간에 쫓기고 권력자의 위치에 있으며 다른 참여자보다 지위가 높고(Webster, Foschi 1998, 제3장) 질문하는 방식을 지시한다. 엘다는 환자가 아니라 의사의 지시를 따른다.

다음 대화에서 아네트(HI)는 남성 백인 의사와 멕시코 출신 여성 환자를 통역한다. 상담을 하는 동안 의사는 환자에게 결핵검사를 받았는지 묻는다(4번 줄). 아네트는 환자에게 이 질문을 통역한다(5번 줄). 환자는 검사를 한번 받은 적 있는데 이 검사가 결핵검사였는지는 모른다고 한다(6번 줄). 그러나 아네트는 환자가 결핵검사를 받았는지 어부를 확인하기 위해 환자에게 결핵검사가 어떤 것이고 어떤 방식으로 진행하는지 환자에게 설명한다(7번 줄). 아네트는 환자로부터 답변을 받고나서 의사에게 환자에게 말한 내용을 말한다(9번 줄).

8번 대화: 아네트(테이프 6: 2번 통화)

1 D: 봅시다... 가족 중에 심장병을 앓은 분은 안계시죠? 맞습니까?

2 HI: (가족 중에 심장병을 앓은 분은 안계시죠? 맞습니까?)

3 P: (없습니다.)

4 D: 피부에 하는 결핵검사 받으신 적 있으신지요?

4▶HI: (피부에 하는 결핵검사 받으신 적 있으신지요?)

6▶P: (피부에 몇 가지 검사를 한 적은 있지만 그 검사인지는 모르겠네요...)

7▶HI: (주사바늘을 찔러서 액체를 조금 피부 아래 넣습니다. 2-3일 정도 지나 피부가 바뀌었으면 병원에 다시 갑니다.)

8 P: (받은 적 없습니다.)

9▶HI: 환자분은 그 검사를 받은 적이 없습니다. 환자분이 여러 테스트를 받으셨는데 결핵검사인지 모르겠다고 하셔서 제가 결핵검사가 어떤 것인지 방금 설명해드렸습니다. 그리고 PPD 피부검사가 어떻게 진행되는지 설명해드렸습니다.

6번 줄에서 아네트는 환자가 결핵검사가 어떤 것인지 모른다는 것을 알아채고 환자로부터 답변을 받기 위해 검사에 대한 설명을 한다. 통역이 끝나고 아네트를 인터뷰할 때 이런 설명을 한 동기를 묻자 그녀는 환자가 말하는 방식을 보면 이해를 못하고 있음을 알 수 있다면서 환자의 교육수준을 언급한다. 이런 일이 발생하면 아네트는 언어수준을 환자에 맞춘다. 환자의 사회적 지위나 교육수준에 대한 인상(Brewer 1988, 제3장)에 환자의 인종도 고려하여 아네트는 환자가 자신이 하는 말을 이해하는데 어려움이 있을 수도 있겠다고 예상한다. 아네트는 환자가 자신의 말을 이해하는지 주기적으로 확인하고 자신의 말을 이해하는데 어려움이 있으면 말해달라고 당부하기도 한다(아네트는 스페인어가 자신의 모국어가 아니라는 사실과 자신이 쓰는 스페인어가 환자가 쓰는 스페인어와 다를 수도 있다는 점을 인식한다). 이런 행동에서 아네트는 주체적 기능을 수행한다. 이 대화에서 아네트는 결핵검사가 어떤 것이며 어떻게 진행되는지 자발적으로 환자에게 설명했다. 아네트는 자발적으로 행동한다고 해서 자신과 의사 간에 형성한 신뢰구축이 방해받지 않는다고 한다. 아네트는 의사의 질문에 대한 답변을 찾는 과정에서 자신이 취하는 절차에 의사를 개입시키지 않고 있다는 사실을 인지하고 있다(5-8번 줄). 의사도 이해할 수 있도록 아네트는 발언이 끝난 후 의사에게 자신의 행동을 설명한다(9번 줄). 아네트는 답변을 구하고 신뢰를 구축하는 과정에서 이해의 중재를 관장하며 그 과정에서 자신이 하는 말에 대한 소유권을 가진다. 정보를 환자에게 전달하면서 아네트는 의사-환자 관계의 성격에 강한 영향을 미친다. 아네트는 정보제공 목적의 대화를 구성하는 과정에서 의사의 역할을 대신하며, 이는 관계중심 방문의 특징 중 하나다(제2장 참조). 이 통역을 관찰한 필자가 보기에 아네트와 환자 사이에 관계가 형성되는 것 같았다.

이제 가시성이 조금 더 높아지는 경우를 보자. 다음은 보행수술을 담당하는 백인 간호사(N)와 4세의 히스패닉 계 소년 환자를 동반한 스페인어 권 부모(P) 간의 대화를 훌리오(HI)가 통역한 사례다. 수술 전 단계에서 간호사는 스페인어로 작성된 수술동의서 양식을 찾았지만 자신은 스페인어를 이해하지 못하고 환자 부모는 의학용어를 이해하지 못하기 때문에 훌리오에게 도움을 청한다. 동의서에 증인 없이 서명했기 때문에 부모 중 한 명이 양식에 다시 서명을 하면 간호사가 증인으로 서명할 것이다. 그 후 간호사는 환자 부모에게 수술 전 안내사항을 알려준다.

9번 대화: 훌리오(테이프 3: 118-134)

1 N: 환자의 수술시간은 1월 20일 오전 8시 30분입니다. 정시에

오서야 합니다... 늦을 경우 전화를 주셔야 합니다... 여기 전화번호는 555-1234이고 환자가 늦는다든가 수술을 취소하는 경우에는 필히 알려주시기 바랍니다.

2▶ HI: 환자에게 전화번호가 적힌 종이를 주실 수 있으신가요?

3 N: 예... 적은 것... 번호는 여기 있습니다. 이것입니다...

4 HI: 알겠습니다.

5 N: 그 경우에...

6 HI: (잘 들으십시오. 어떠한 이유로든지 20일 오전 8시 30분에 올 수 없으시면... 이 번호로 연락을 주십시오...)

7 P: 알겠습니다.

8 HI: (...이것이 간호사가 준 번호입니다.)

9 P: 알겠습니다.

10 N: 됐나요? ...그리고 여기는 외상전문센터라 환자의 수술이나 등록 시간이 그날 오전 8시 30분으로 잡혀있어도... 환자가... 반드시 그 때 수술을 받는 것은 아니라는 점을 환자 부모님께 말씀해주세요.

11▶ HI: (긴급상황이 발생할 때도 있습니다.)

12▶ P: (아, 예.)

13▶ HI: (따라서 수술이 그 때 정확히 시작할지 항상 확실한 것은 아닙니다.)

14 P: 알겠습니다.

15▶ HI: (지금으로서는 수술이 그 시간으로 잡혀있습니다.)

16▶ P: (8시 30분... 하지만 문제가 있으면 뒤로 미뤄지겠네요...)

17▶ HI: (맞습니다.)

18▶ P: 알겠습니다.

19 N: 됐나요? 환자 부모님께서 하실 다른 질문은 없나요?

20 HI: (다른 질문 있으십니까?)

21 P: (아닙니다... 없습니다.)

22▶N: 좋습니다... 음... 수술동의서에 서명하시고 날짜를 써주시겠습니까? 그러면 수술 전 안내사항을 한 부 드리겠습니다.

23▶HI: (여기 서명을 하시면 간호사가 사본을 줄 겁니다... 환자에게 사탕... 혹은 껌을 주시지 마십시오... 아무 것도 주시지 마십시오... 아시겠습니까?)

24 P: 알겠습니다.

25▶HI: (빠지려고 하는 이는 없나요?)

26 P: 없습니다.

27 N: 질문 더 없으신가요?

28 HI: (다른 질문은 없으신가요?)

29 P: 없습니다.

이 대화에서 훌리오는 환자의 아버지에게 복사본을 한 부 줄 수 있는지 간호사에게 질문하면서 텍스트 소유권을 주장하기 시작한다(3번 줄). 그러자 간호사는 외상전문센터의 특성상 수술시간이 정확하지 않다는 사실을 설명한다(10번 줄). 이 발화 내용의 통역은 훌리오와 환자 사이에 일곱 줄에 걸쳐서 진행된다(11-18번 줄). 훌리오는 말을 멈추고 환자의 응답을 기다리면서 환자가 자신의 이야기를 따라오고 있는지 확인한다(11-15번 줄). 환자의 아버지는 아이디어를 요약하게 되고(16번 줄), 훌리오는 아버지가 이해했는지 확인하고 17번 줄에서 한 번 더 요약한다. 아버지에게서 더 이상 질문이 없자 훌리오는 아들에게 사탕이나 껌을 주지 말라고 자발적으로 아버지에게 충고한다(23번 줄). 이 말은 간호사가 하라고 정해준 말이 아니다. 뿐만 아니라 훌리오는 환자에게 빠질 치아가 있는지 묻는다(25번 줄). 간호사는 다른 질문이 없는지 묻고 환자는 다시 한 번 없다고 대답한다. 훌리오는 과거 수술 전 안내사항을 다뤘을 때 습득한 지식을 바탕으로 간호사의 조언에 첨가를 한 것이 분명하다. 이 통역이 끝나자마자 훌리오와 필자는 이야기할 기회가 있었다. 필자는 훌리오에게 간호사가 하지 않은 조언을 환자에게 한 것에 대해 물었다. 그러자 훌리오는 소아과에서 일한 경험을 바탕으로 그리고 세 아이의 아버지로서 겪은 경험을 바탕으로 그런 조언을 했다고 설명했다. 또한 훌리오는 관을 삽입할 때 빠질 이빨이 있으면 문제가 될 수 있다고 설명했다. 이 대화에서 훌리오는 환자에게 부연설명을 하고 환자의 이해를 점검함으로써 가시적이 된다. 이후 훌리오와 대화를 나누며 이 현상에 대해 이야기했다. 훌리오는 의료진이 화려한 언어를 사용하면 자신은 항상 그 말을 단순화하거나 구체적 예를 들어 환자에게 설명하는 경우가 많다고 했다. 아네트와 마찬가지로 훌리오는 환자를 위해 이해를 중재하는 역할을 담당하고, 이 과정에서 관계 중심적 대화의 정보를 전달하고 참여적인 특성에 강한 영향을 미친다. 여기서 다시 제기되는 질문은 어떤 관계가 형성되느냐이다. 즉, 환자와 간호사와의 관계가 형성되는가? 아니면 환자와 통역사와의 관계가 형성되는가? 아네트, 마르코스, 마리아나와 마찬가지로 훌리오도 대화에 영향을 미치는 사회적 영향과 제도적 규범의 상호작용에 기반을 두고 자신이 소유하는 텍스트를 생성한다. 훌리오는 세 아이의 아버지이고 환자의 부모들이 기대하는 정보 이상을 제공함으로써 이들과의 공감대를 표현할 때 부모로서 그의 경험이 표출된다. 이 대화에서 그는 다른 공동 대화참여자들처럼 단지 발언자와는 별개의 명제적 맥락에서가 아니라 언어적, 사회적 요소의 상호작용을 통해 메시지를 구성한다(Irvine 1992, 제3장). 훌리오가 단지 언어적 치환만 했다면 22번 줄에서 간호사가 발화한 명제적 맥락(좋습니다... 음... 수술동의서에 서명하시고 날짜를 써주시겠습니까? 그러면 수술 전 안내사항을 한 부 드리겠습니다.)에서 23번 줄 두 번째 부분에 나타나는 맥락(환자에게 사탕... 혹은 껌을 주시지 마십시오... 아무 것도 주시지 마십시오... 아시겠습니까?) 혹은 25번 줄에 나타나는 맥락(빠지려고 하는 이는 없나요?)이 나올 수 없었을 것이다. 이런 말은 훌리오가 염두에 두는 사회적 요소를 기반으로 해야만 설명이 가능한 것이다. 이런 사회적 요소란 부모는 이런 조언을 필요로 한다는 점, 그리고 진료상담을 하는 동안 이들이 간호사로부터 이런 조언을 받지 않았다는 점이다. 결과적으로 훌리오는 이 부분을 보충하는 역할을 담당한다.

다음 대화에서 로헬리오(HI)는 백인 여성 원무직원(M)과 히스패닉계 여성 환자(P)를 통역한다. 환자는 담당의사와 2차 진료 약속을 잡기 위해 캘리포니아 호프 병원에 전화를 했다. 환자는 최대한 빨리 의사를 만나 두통과 목통증을 호소하고 싶어 한다. 직원은 환자의 담당의사와 약속을 잡고 응급실에도 전화를 걸어 가능한 약속시간이 언제인지 문의한다. 직원은 2차 약속을 잡는다.

10번 대화: 로헬리오(테이프 43, 6번 통화: 199-256)

1 M: ...로페즈 선생님과의 2차 진료는 5월... 3일에 가능합니다...
2 HI: (환자분?)
3 P: (예.)
4 HI: (로페즈 선생님과 5월 3일에 예약이 되었습니다.)
5 M: 오전 10시 45분입니다.
6 HI: (오전 10시 45분입니다.)
7 P: 음...
8 M: 잠시만요... 응급실에 전화를 걸어서 환자분과 오늘 약속을 잡겠습니다. 괜찮겠지요? 잠시만 기다리세요.
9 HI: (지금... 응급실에 전화를 걸어서 오늘 약속을 잡도록 하겠습니다.)
10 P: 음...
11 HI: (잠시 만요, 전화를 끊지 마세요.)
12 P: (예, 알겠습니다.)
13 M: 전화를 끊지 마세요. 아셨죠? 지금 막툼 응급실과 통화중입니다.
14 HI: (환자님.)

15 M: [좋습니다.

16 HI: (환자님, 전화를 끊지 마세요.)

17 M: [감사합니다.

18▶P: (통역사님... 통역사님.)

19▶HI; (예.)

20▶P: (아까 5월 언제라고 하셨죠? ...제가 펜이 없어서요.)

21▶HI: (아니, 이러실 수가요. 저에게 다시 말씀해주셔야죠... 펜이 없는 것 같으실때는... 제가 직원에게 다시 물어보겠습니다.)

22 P: (웃으며) (예, 알겠습니다.)

23▶HI: (5월 3일입니다.)

24 P: (아... 5월 3일이요... 그렇군요.)

25▶HI: (그날이 성 십자가 찬미의 날*Holy Cross*이라서 기억이 나네요... 5월 3일 입니다.)

26 P: (아... 3일... 그렇군요.)

27 HI:(하지만 시간은... 시간 받아 적으셨나요?)

28 P: (10시... 맞나요?)

29 HI:(10시? 직원에게 물어봐야겠군요.)

30 P:(예... 알겠습니다... 그렇군요.)

환자는 약속날짜를 기억하지 못해서 직원보다는 로헬리오에게 다시 말해달라고 요청한다(18/20번 줄). 로헬리오는 자발적으로 어조를 높여서 환자가 날짜와 시간을 받아 적지 않은 것을 쾌활하게 나무라고(21번 줄) 어조를 높이자 환자는 웃는다(22번 줄). 21번 줄에서 로헬리오는 나무라는 어조를 바꾸고 다음에 펜이 없으면 어떻게 할지 환자에게 충고해준 후 직원에게 예약날짜를 물어보겠다고 한다. 로헬리오는 직원에게 묻지 않고 환자에게 답을 준다(23번 줄). 예약날짜를 종교축일과 연관시켜 기억하고 있기 때문이다(25번 줄). 그러나 시간은 기억하지 못하기 때문에 환자에게 예약시간을 다시 가르쳐주지 않으면서 이 대화는 끝난다(29번 줄). 흥미롭게도 15번 줄에서 직원은 대화를 중단한다. 18번부터 30번 줄까지 로헬리오와 환자는 둘만의 대화를 계속하고 그러다 직원이 다시 대화에 참여한다. 이 12개의 줄은 내용의 확장이나 통역사의 대화 중심적 행동에 근거해 설명할 수 없다(Wadensjo 1998). 통역사는 확장할 원문이 없으며 대화의 흐름에 신경을 쓰고 있지 않기 때문이다. 통역사가 대화에 개입하거나 대화를 중단하는 계기는 통역사와 환자의 사회적 현실 상 상호작용을 고려해 설명할 수 있을 것이다. 로헬리오는 환자와 공감대를 형성하고 있기 때문에 처음에 환자를 나무라는 권한을 가볍게 행사한다. 그러고 나서 로헬리오는 충고하는 어조로 넘어간다. 그 다음 환자에게 날짜를 알려주고 시간은 가르쳐주지 않으면서(본인이 시간을 확실히 모르므로) 한 번 더 공감대를 표현한다. 통역이 끝난 후 로헬리오와 이 내용에 대해 대화를 나누었는데 그는 본인이 일반적으로 환자를 과잉보호하는 경향이 있다고 자신에 대해 지적했다. 그리고 본인은 환자들을 지나치게 보호하고 싶지 않지만 이들이 진료예약과 자신의 건강문제를 꼼꼼히 챙기지 못한다는 사실을 느낀다고 했다. 로헬리오는 환자들에게 메모할 것을 메모하고 꼼꼼하라고 알려주는 것은 자신의 권한 내에서 할 수 있다고 생각한다. 로헬리오는 환자마다 교육수준이 다른 것을 인식하고 어떤 환자에게 더 신경을 써야할지 결정한다. 따라서 이 대화에서 그의 환자분류(Brewer 1988 3장)와 환자들의 능력에 대한 판단(Fiske & Taylor 1991, 제3장)이 자신의 경험상의 지식과 맞물려서 (Duranti 1992, 제3장) 로헬리오의 반응을 유발하는 것을 볼 수 있다.

다음 대화(11번 대화)에서 비센테(HI)는 백인 여성 간호사와 멕시코 여성 환자를 통역한다. 다음 부분은 환자기록을 작성하는 부분이다. 간호사는 환자가 만성질환이 있는지 알고 싶어 한다. 간호사는 비센테에게 통역할 질문을 주는 대신 질문의 대사(1번 줄)를 만들라고 요청한다. 간호사의 요청을 수행하면서 비센테는 일련의 전략을 취하게 되고 이 과정에서 비센테의 대화 내 가시성은 더 커진다.

11번 대화: 비센테(테이프 17, 3번 통화: 200-224)

1 N: 당뇨병 등 만성질환이 있으신지 질문해주세요.

2 HI: (메사 부인, 이곳(미국의) 병원이나 다른(멕시코) 병원에서 20년 전에 의사 선생님이 부인이 당뇨병이 있다고 말씀하신 적 있나요?)

3 P: 없습니다.

4 HI: (고혈압은 어떠세요?)

5 P: 없습니다.

6 HI: (심장질환은요?)

7 P: 전혀 없습니다.

8 HI: (간질환을 앓은 적은 없습니까? 신장 또는 위장 문제는요?)

9 P: 없습니다.

10 HI: (이곳(미국)에서 혹은 다른(멕시코) 곳에서 수술을 받으시거나, 입원하신적 없으신가요?))

11 P: 전혀 없습니다.

12 HI: (전혀 아픈 적이 없나요?)

13 P: (신경쇠약으로 아팠던 적은 있습니다만, 그 외에는 아픈 적이 없습니다.) 14 HI: (좋습니다. 신경쇠약으로 입원하셨나요?)

15 P: (네.)

16 HI: (여기(미국)에서요, 아니면 다른 곳(멕시코)에서요?)

17 P: (음. 아주사*Azusa*에서요.)

18 HI: (어디요?)

19 P: (LA 근처 아주사입니다.)

20 HI: 네. 메사 부인은 당뇨병, 심장질환, 고혈압, 위장 및 간질환을 앓은 적이 없으며 수술을 받은 적도 없으나, 우울증으로 LA 근처에서 한번 입원했습니다.

21 N: 좋아요. 지금 복용 중인 약이 있나요?

22 HI: (현재 복용 중인 약이 있으신가요?)

23 P: 없습니다.

24 HI: (처방전 없이 살 수 있는 약은요?)

25 P: 없습니다.

26 HI: (부인께서 이전에 계셨던 병원은요? 후아나 코마드레*comadre*[10]가 부인에게 준 약은 없나요?)

27 P: (아니요. 없습니다.)

28 HI: 없음... 없음...

29 N: 좋아요. 부인이 우울증이 있는 것 같군요. 폐도 깨끗하고 호흡도 좋아요. 혈색도 좋으니 부인의 산소 포화도를 검사하겠습니다. 그 후 진찰을 받고 귀가하시면 되고 전화번호를 알려 드릴 겁니다.

30 HI: (좋습니다. 저희 간호사가 말하기를…)

31 N: [금방 다녀오겠습니다.

32 HI: (간호사가 폐를 검사해봤는데, 괜찮다고 합니다.)

33 P: (네)

34 HI: (간호사가 부인은 혈색도 좋으니, 혈액의 산소 포화도를 검사할 것이라고 합니다.)

35 P: 좋습니다.

36 HI: (아프지 않은 검사입니다. 간호사가 1분간 부인의 손가락에 작은 빛을 비출 것입니다. 그 다음에 진찰받으시고 귀가하시면 됩니다.)

37 P: 좋습니다.

비센테는 환자를 고려해 만성 질환의 어역을 바꾸어가면서 대화를 시작한다(2번 줄). 그는 2, 4, 6, 8번 줄에서 다양한 만성질환의 예를 들고 있다. 그는 이런 질환이 발병했을 때 환자가 어디에 살고 있었는지도 질

10) 일부 스페인어권 지역에서 "comadre"는 여성의 절친한 친구이자 아이의 대모가 되어주기도 하는 사람을 의미한다.

문하고 있다.(여기 혹은 거기, 즉 미국 혹은 멕시코였는지) 간호사는 비센테에게 만성질환에 대한 통역을 요청하면서 구체적으로 어떤 질환을 의미하는지 언급하지 않는다. 간호사는 "만성질환"에 "등(and all that)"이라는 말을 덧붙였다.(이는 병원입원, 수술, 약물치료를 의미할 수 있다.) "and all that"(1번)을 덧붙이면 환자의 전체 병력을 묻는 것으로 통역될 수 있다. 이 후자의 통역에는 수술 및 입원에 대한 질문도 포함된다(10, 14, 16, 18번 줄). 비센테는 만성질환, 수술 및 입원에 대한 질문을 하고 있다. 그는 이 질문을 안 할 수도 있었지만 하기로 한다. 그는 대화를 마치자마자 20번에서처럼 간호사에게 대화 내용을 요약 보고한다.

간호사는 첫 질문에서 알아내지 못한 약물치료(병력의 일부)에 대한 질문을 하고 있다(21번). 비센테는 22, 24, 26번에서 약물치료에 대한 질문을 하고 있다. 그가 찾고자 하는 정보는 환자의 미국 생활에 국한되지 않는다. 그는 코마드레의 조언에 근거한 가정치료법과 같은 문화적 부분까지 고려하고 있다(26번 줄). 그리고 28번 줄에서 간호사에게 정보를 요약한다. 29번에서 간호사는 환자에 대한 소견과 계획을 설명한다. 이를 환자에게 통역하기 위해 비센테는 8번 줄에 걸쳐 환자에게 설명한다. 비센테는 환자에게 간호사의 소견 및 다음 단계를 설명하고(30, 32, 34, 36번 줄) 자신의 대화를 구성하며 환자의 의견 및 피드백(33, 35, 37번 줄)을 받는다.

이 대화에서 우리는 비센테가 의사소통의 목표를 달성하기 위해 어떻게 각기 다른 전략을 사용하는지 보게 된다. 그는 어휘의 어역을 약간 낮추고, 조사, 답변, 확대, 요약 및 문화적 요소를 중개한다. 이 모두는 환자에 대한 그의 인식에 근거해 진행하는 것이다. 비센테는 구체적인 지시 없이도 "and all that"이라는 말만 듣고 이런 전략을 적용하고 있다. 대화를 구성하는 과정에서 그의 역할은 가시화된다. 비센테와 간단하게 면담을 하며 이런 전략을 사용한 이유에 대해 물어보았다. 그는 많은 경우 환자가 의료진의 질문을 이해하지 못하거나 완전한 답변을 주지 않는다고 설명했다. 그는 자신의 역할이 환자가 이해하는 방식으로 질문을 중개하고 질의응답에서 필수적인 정보를 얻을 때까지 계속 질문하는 것이라 믿고 있다. 환자 중심의 접촉을 형성하는 것은 비센테의 역할이고, 다시 한 번 그는 관계 중심의 의료 방문에서 의료진을 대신한다. 이 대화에서 비센테가 의료진을 대신하도록 하는(2-20번 줄) 2가지 유발 요인이 있다. 한편으로 비센테는 의사 수련을 받은 경험에서 형성된 아비투스(Bourdieu 1977, 제3장)로 인해 행동에서 제약을 받는다. 의학적 배경이 있기 때문에 이런 질의 내용을 편하고 쉽게 구성하는 것일까? 다른 한편으로 간호사는 비센테에게 만성질환에 대한 질문을 위임했다. 그렇다면 사회비교이론(Festinger 1954, 제3장)을 근거로 볼 때, 간호사가 그에게(그를 사회적으로 대등한 동료로 간주함으로써) 질문을 위임하자 비센테는 간호사가 자신의 과제 해결 능력을 신뢰한다고 생각하게 되는가? 이에 더하여, 환자와 간호사가 같은 언어공동체(Hymes 1974, 제3장)에 속하지 않는다는 것을 인지한 비센테는 질문을 더 작은 단위와 예시로 나누고 코마드레와 같은 문화적 요소를 추가함으로써 질의응답 대화의 중개를 맡는다.

다음 대화에서는 1번 대화에 등장한 호아킨(HI)이 백인 남자 의사와 멕시코 여성 환자 사이를 통역한다. 인터뷰 중에 의사는 이미 보고된 환자의 통증에 대해 더 많은 정보를 찾아낼 필요가 있다. 우리는 의사가 통역사에게 통증의 1~10 단계 중 환자의 통증이 어느 정도인지를 묻는 대화에 참석한다.

12번 대화 호아킨(테이프 30, 1번 통화: 065-275)

1 D: 통증 단계 1에서 10 중에 환자는 어느 정도입니까?

2 HI: (리타 부인, 1~10 단계 중 통증이 어느 정도입니까? 예를

들면 1은 춤추러 가도 될 정도로 거의 통증을 느끼지 못합니다. 10은 통증이 너무 심해서 죽을 것 같은 경우입니다.)

3 P: (뭐라고요?)

4 HI: (통증 정도를 수치로 봤을 때 어느 정도입니까?)

5 P: (글쎄요. 많이 아픕니다.)

6 HI: (많다니 어느 정도입니까? 통증 때문에 죽을 것 같다는 말인가요?)

7 P: (죽을 것 같은 건 아니지만…)

8 HI: (통증이 있을 때 어떤 일을 하실 수 있습니까?)

9 P: (글쎄요. 앉기가 매우 힘들어요.)

10 HI: (그러면 통증이 올 때 요리할 수 있습니까?)

11 P: (가끔은 너무 힘들어서 요리할 수 없어요.)

12 HI: (죽을 것 같이 아픈 때가 있거나, 그다지 심하지 않을 때도 있나요?)

13 P: (아니요. 죽을 것 같은 정도는 아니지만, 그냥 매우 아파요.)

14 HI: (8, 9 단계 정도의 통증일까요?)

15 P: (잘 모르겠지만, 네.)

16 HI: 의사 선생님, 가장 아플 때 8 정도라고 합니다.

17 D: 좋습니다.

호아킨은 통증 단계와 그 숫자가 환자에게 의미하는 바를 중개하기 위해 14줄에 걸쳐(2-15줄) 환자와 대화를 한다. 그는 통증이 올 때 환자가 할 수 있는, 혹은 할 수 없는 활동의 예를 들면서 환자에게 몇 가지 질문을 한다. 환자가 계속 자신의 통증에 단계를 매기지 못하자, 호아킨은 8-9로 선택의 폭을 좁힌다(14번 줄). 환자가 자신의 통증 단계를 정확히 밝히지 못하지만 호아킨은 자신이 환자에게 제안한 단계를 의사에게 보고한다(16번 줄).

통증 정도를 알기 위해 단계를 사용하는 일은 두 대화 당사자가 각각 상이한 문화(의료 문화와 일반인의 문화)를 대표하고 두 개의 상이한 언어공동체에 속해 있는 상황에서만 효과적인 것은 아니다(Hymes 1974, 제3장). 호아킨은 환자에게 숫자를 더 구체화하여 제시함으로써, 통증에 대한 의사와 환자 사이의 발화 방법에 따른 격차를 줄이려고 한다. 그는 통증 단계에 대한 설명을 확장하고 통증이 올 경우 환자가 할 수 있는 일 또는 할 수 없는 일의 사례를 들고 있다. 이렇게 하는 과정에서 그는 텍스트를 창조하고 거의 정답을 제공해 주는 정도까지 표현을 확장한다. 우리는 다른 통역사에게서와 마찬가지로, 호아킨의 통역에서 사회적 요소에 의해 촉발된 내용의 확장(Wadensjo 1998)을 목격한다. 환자는 실제로 통증 단계를 표현하지 못했지만 호아킨은 이에 대한 환자의 이해도(또는 이해 부족)를 요약한다. 호아킨은 통증 단계를 제시하는 과정을 주도할 뿐 아니라, 단계를 구체화함으로써 단일 언어 구사자인 환자를 대신한다. 호아킨은 통증의 정도를 중개하면서 의료진을 대신하고 통증 단계를 제공함으로써 환자를 대신하게 된다. 이를 통해 그는 이런 관계 중심 대화에 온전히 참여하며 결국 환자와 자신, 의사와 자신 사이에 관계를 형성한다. 호아킨과 간단한 면담을 하면서 그가 환자에 대한 이해를 중개하는 사례에 대해 이야기했고 환자의 답변을 추론하는 것(환자가 답변을 구성하도록 돕는 일)에 수반되는 책임에 대해 논의했다. 호아킨은 이런 책임을 인식하고 있으며 업무의 일부라 생각하고 있다. 언어인류학의 관점을 통해 우리는 호아킨이 대화를 구성하는데 있어서 어떻게 자기 몫의 사회적 책임을 담당하고 있는지 연구해 볼 수 있다(Duranti 1992, 제3장). 통증 단계의 의미는 객관적이지 않으며 환자가 이를 어떻게 해석하느냐에 달려 있다. 환자는 이런 단계를 이해해야 하며 호아킨은 이를 달성해야 한다는 책임감을 느낀다.

다음 대화에서 마우로(HI)는 라티게 여성 환자와 환자의 집주인 그리고 백인 여성 간호사를 통역한다. 환자는 몸이 안 좋아서 캘리포니아 호프 병원에 전화를 걸어 숨이 가쁨, 통증, 알레르기, 콧물 등의 증상을 호소한다. 병력을 알아보면서 간호사는 숨이 가쁜 증상에 대해 집중한다. 환자는 턱, 팔로 이어지는 가슴의 통증도 있다고 말한다. 증상에 비추어 간호사는 심장마비 가능성에 초점을 맞추며 환자에게 119에 전화할 것을 제안한다. 환자는 증상이 심각하다고 생각지 않으며 비용 때문에 응급구조대에 전화하기를 원치 않는다. 그녀는 캘리포니아 호프 병원의 의사와 진료약속을 희망하고 있다.

13번 대화: 마우로(테이프 55: 237-414)

1 P: (그래서 진료 약속을 잡아 주지 않으시나요?)
2 HI: (부인...)
3 P: 음.
4 HI: (119로 전화하셔서 응급구조대원을 부르세요. 아시겠어요, 부인?
5 P: (좋아요.)
6 N: 마우로씨, 집에 부인 말고 누가 있는지 물어봐 주세요.
7 HI: (댁에 부인 말고 누가 있나요?)
8 P: (음. 제가 세 들어 살고 있어서 집주인이 있어요. 여기 전화 받으세요.)
9 HI: 지금 세 들어 살고 계시네요. 음.. 다른 분과 대화하시겠어요?
10 N: 그래요. 다른 사람에게 말해 봅시다.
11 HI: (부인과 함께 사시는 분과 이야기하고 싶습니다.)
12 P: (봅시다. 실례합니다…)
13 HI: 음...(환자가 다른 사람에게 전화를 바꿔주는 동안, 마우로와 간호사는 환자의 증상 부인 현상과 이것이 얼마나 전형적인 행동인지 이야기한다. 또한 지난밤 병원이 얼마나 바빴는지, 서비스 부문에서 추가 도움을 요청해야 할지에 대해 논의한다.)
14 W: (여보세요.)

15 HI: (어디 보죠.)

16 N: [이 분이 영어를 하시나요?

17 HI: (영어하실 수 있나요?)

18 W: 아니요.(간호사가 웃음.)

19 HI: (저 부인..)

20 W: (네, 선생님.)

21 HI: (부인, 지금 저희 카운티 간호사인 메리씨와 통화 중이십니다. 제 이름은 마우로 산체스이고 저는 카운티 통역사입니다. 저희 소견으로는 페르난데즈 부인에게 심장마비가 온 것 같은데요.)

22 W: (아니요. 부인은 걸어 다닐 정도로 괜찮고요. 그저 진료만 받고 싶어 합니다.)

23 HI: (아니요. 아니요. 제 얘기 좀 들어보세요.)

24 W: 오!

25 HI: (잘 들으세요. 부인께서 119에 전화를 걸어 응급구조 요원이 페르난데즈 부인을 검사하도록 할 수 있습니다. 그러면 심장마비가 있는지 확인할 수 있습니다. 다른 일을 하기 전에 우선 119에 전화를 걸어 확인을 받아야 합니다.)

26 W: (좋습니다.)

27 HI: (만약 심장마비가 온 것이 아니면 다행인 거죠? 그렇죠?)

28 W: 음...

29 HI: (꼭 그렇게 하셔야 합니다. 부인이 말씀하신 증상이 심장마비와 매우 유사합니다.)

30 W: (예..)

31 HI: (됐나요?)

32 W: (네.)

33 HI: 됐습니다. 제가 상황을 알려드렸고 119에 전화 걸도록 설득했습니다.

34 N: 좋습니다. 감사해요, 마우로씨. 안녕히 가세요.

35 HI: 안녕히 계세요.

우리는 이 대화에서 마우로가 간호사와 환자 모두를 대신함에 따라 드러내는 높은 가시성을 볼 수 있다. 마우로는 환자에게 응급요원을 당장 불러야 한다고 설명하지만(2-4번) 환자는 병원에서 진료받을 것을 주장한다. 간호사가 집에 환자 말고 누가 있냐고 묻자(6번 줄) 마우로는 이를 알아본 후 간호사가 다른 사람(9번 줄)과 통화할 것을 제안한다. 간호사가 그 여성이 영어를 못하는 것을 알게 되자 잠시 대화에서 물러나고 마우로가 간호사를 대신한다(21-33번 줄). 그는 집주인에게 지금 통화가 간호사와 하는 것이며(21번 줄) 자신을 통역사라고 소개하고는 간호사에게 보고하지 않고 대화를 계속한다. 대화가 끝나자 마우로는 33번 줄에서 간호사에게 통화 내용을 요약해 준다. 이와 같이 민감한 상황에서는 시간이 관건이며 책임은 막대하다. 마우로는 움직임을 조정하고 텍스트의 소유자가 된다. 그 과정에서 그는 1개 언어 구사자를 거의 완전히 대신하며 이로 인해 이런 막대한 책임을 지게 된다. 그는 혼자서 정보를 제공하고, 대화를 풀어 나가고 상대방에게 반응함으로써, 의료진과 환자 관계의 성격 자체를 바꾸기도 한다. 이런 책임에 대해 질문을 하자 마우로는 그의 역할이 각 ICE마다 다르다고 설명한다. 어떤 경우에는 다른 경우보다 더 인내심을 가질 수 있다. 이번 경우는 매우 긴박한 상황으로 환자가 지시를 따르지 않을 경우에 수반되는 결과를 이해하지 못하고 있다. 이로 인해 마우로는 상황의 심각성을 전달하기 위해 환자에게 밀착 대응한다. 비록 통역사이지만 마우로의 의사 배경은(11번 대화의 비센테의 경우에서처럼) 그의 분명한 아비투스의 일부이다(Bourdieu 1977, 제3장). 이를 통해 마우로가 느끼는 강한 긴박감의 이유를 납득할 수 있다. 그의 내과의사 배경은 간호사와 더 사회적으로 친밀하도록 만든다(Festinger 1954, 제3장). 그들은 같은 담화 공동체를 공유하고(Hymes 1974, 제3장) 환자가 심장마비의 가능성을 부인하고 있다는 데 의견을 같이 하기 때문이다.

지금까지 살펴본 7개 대화는 도입과 결말 부분 외에서 발생하는 높은 가시성을 보여준다. 이 가시성은 만남이 관계 중심적이라는 점을 볼 때, 그리고 전달되는 의료 및 개인 정보를 볼 때 상당히 필연적이다. 가시성은 통역사 입장에서 다음의 행동을 통해 명백해진다. 즉 대답을 알아내는 일, 진술을 확장하거나 요약하는 일, 이해를 중개하고 전문 용어를 설명하는 일, 문화 차이를 줄이는 일, 정서를 표현하는 일, 발언자를 대신하는 일이다. 통역사가 텍스트의 소유자가 되는 경우 가시성은 증가한다. 이런 일이 발생하면 7번에서 13번 대화를 통해 보았듯이 통역사의 역할이 커진다. 사회적 인자로 인해 통역사는 점점 더 텍스트의 소유권을 갖게 되고 ICE에서 혹은 의료진과 환자 관계에서 교환되는 의료 및 개인 정보에 영향을 준다.

캘리포니아 호프 병원에서의 ICE는 복잡하다. 의료 ICE에 대한 하임즈식 접근법은 어떤 ICE도 병원에서 발생하는 단일 언어 대화와는 다르다는 것을 보여준다. 의료 ICE는(법원 통역 등) 다른 환경의 ICE와도 다르다. 캘리포니아 호프 병원의 통역사는 ICE에서 통역을 하면서 가시적이 된다. 앞에서 목격한 것처럼 도입과 결론(본질적으로 매우 의례적인 것)은 통역사가 텍스트의 주인으로서 가끔씩 관여하기 때문에 가시성이 낮다. 사회적 인자의 작용으로 통역사가 텍스트의 주인이 되는 경우, 1개 언어만 구사하는 발언자를 점진적으로 대신하게 되는 상황에서 통역사의 높은 가시성을 목격했다.

이 장에서는 통역사가 움직임을 조직하고 발언자 사이의 관계를 근거로 한 정보를 조율하는 것을 살펴보았다. 제시된 사례를 통해 통역사가 구조적, 문화적 상호작용적, 언어적 어려움을 동시에 고려하는 현상을 목격했다. 통역사는 상황에 대해 어떻게 말할지, 또는 어떻게 말을 않을지 사이에서 계속 균형을 잡아 나간다. 가시성을 가지는 상황에서 통역사는 다양한 관계를 동시에 살피는데 이는 텍스트의 맥락적 해석에 대한 베커*Becker*의 정의에 가장 잘 나타나있다(1995 : 186). 베커에 따르면 통역사는 다음의 사항을 살피게 된다.

- 구조적 관계: 통역사는 텍스트의 일부를 전체와 연관시킨다. 7번 대화의 9번 줄을 보면 엘다는 환자의 이야기를 새로운 약이 효과가 있었는지에 대한 질문과 연관시킨다. 통역사는 대답이나 소견을 항상 당면한 질문과 연관시킨다.

- 포괄적 관계: 통역사가 텍스트를 이전 텍스트와 연관시킨다. 환자가 이야기하는데 의사가 성마르게 "예" 혹은 "아니오"의 답을 요구한다면 통역사는 양쪽의 필요를 충족시키기 위해 포괄적인 관계에 관여하게 된다. 같은 대화(7번 대화)에서 엘다(7번 줄)는 의사의 질문(6번 줄)을 그가 이미 질문했던 다른 질문과 연관시킨다(1번 줄).

- 의료적 관계: 통역사는 텍스트를 만드는 매개체를 텍스트와 연관시킨다. 발언자가 엑스레이 사진, 보고서, 통증 단계에 근거한 텍스트를 만들어 내면 통역사는 텍스트를 그런 텍스트가 아닌 매개물과 연관시킨다. 이는 호아킨이 통증 정도를 매기기 위한 단계를 중개한 10번 대화에서 증명된다.

- 인간 연결 관계: 통역사는 텍스트 내 행동을 취하는 참여자와 텍스트를 연관시킨다. 통역사는 텍스트를 접근이 더욱 용이하도록 만들거나 참여자의 필요에 맞게 텍스트를 제한시킨다. 8번 대화에서 아네트는 TB 실험에 대한 설명을 환자에게 먼저 하고(7번 줄) 그 후 의사(9번 줄)에게 설명하는데 이는 대화 참여자에게 텍스트를 설명하는 인간 간 관계를 예시한다.

- 참고적 관계: 통역사는 텍스트를 자연 및 언어 외의 세계와 연관 짓

는다. 대화 참여자는 각기 다른 세계에 속하며 세계관도 다양하다. 통역사는 이런 요소들을 감안하여 텍스트를 다룬다. 11번 대화에서 비센테는 의사가 환자에게 "이곳 혹은 다른 곳"(2번, 10번 26번 줄)이라고 질문하거나, 코마드레가 권하는 자연 허브와 처방전 없이 구매하는 약을 의사가 사용하는 약의 개념에 첨가함으로써 이를 보여 준다.

• 침묵 관계: 통역사는 발화하지 않는, 발화할 수 없는 내용과 텍스트를 연관시킨다. 통역사는 침묵 상황에서도 침묵을 통역하며 또한 침묵을 유발한다. 통역사는 다른 이의 침묵을 채운다. 9번 대화에서 환자가 질문이 없다고 말하자(21번 줄) 훌리오는 환자에게 추가 조언을 해줌으로써 침묵을 채운다. 훌리오는 어린 환자에게(23번 줄) 껌을 주어서는 안 된다고 설명하고 빠지는 치아에 대한 정보를 도출해 낸다(25번 줄).

본 장의 시작에서 베커는 번역은 우리에게 낯선 메시지를 이해하는 첫 번째 단계라 했다. 번역(또한 이번 경우에서는 통역)은 의료 환경에서 서로 다른 문화 간의 의사소통을 바라보는 새로운 방법을 제시한다. 캘리포니아 호프 병원의 경우에서 우리는 통역사가 텍스트를 다루면서 자신의 능력에 따라 부족한 부분에 대처하는 방법과 스스로 자신의 업무를 바로잡는 방식을 살펴보았다.

# 제7장
# 통역사의 변(辯)

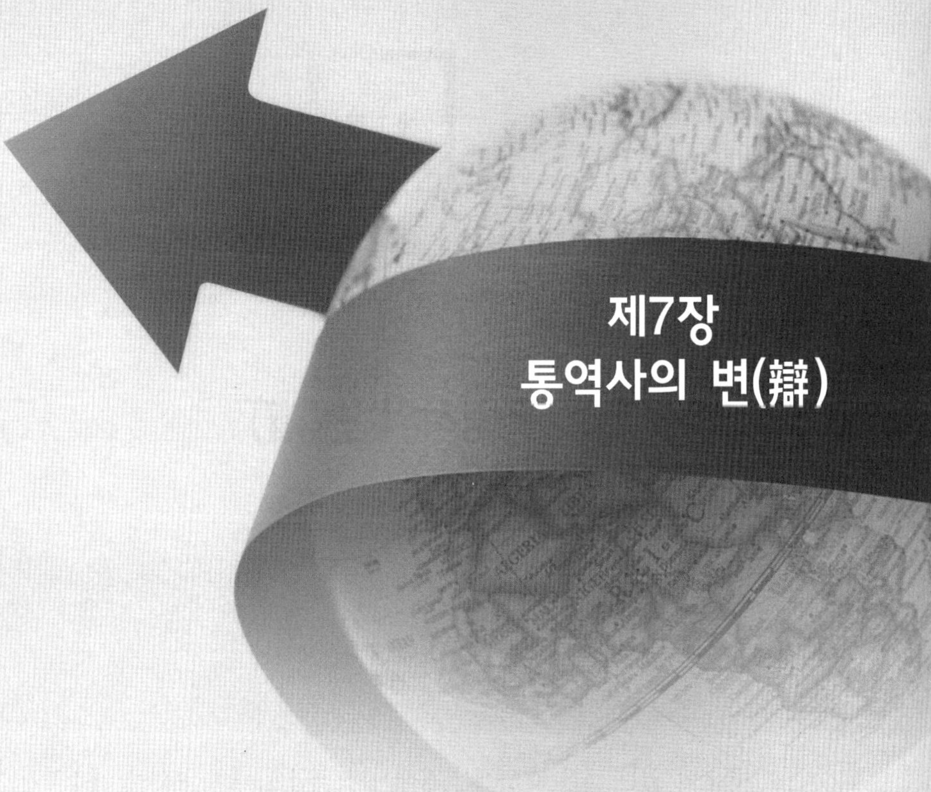

제 7 장

# 통역사의 변(辯)

통역이 있는 대화(ICE)에서 통역사의 역할에 대한 혼란을 해소하기 위해서는 통역사가 자신의 역할에 대한 개념을 명확히 해야 한다. 이 기능적 관점(Van Maanen 1988)은 통역사의 역할 증거(6장에서 언급한 바 있음)와 인간 간(間) 역할목록(IPRI)에서 얻은 자가 데이터와 함께 삼각구도를 이룬다. 필자는 이런 관점으로 통역사의 역할을 관찰한 결과를 문맥 내에서 설명할 수 있었다(제6장).

통역사들과 그들의 역할에 대해 나눈 대화는 준 정형화*semi-structured* 면담의 형식으로 진행했다. 제4장에서 언급했듯이 필자는 면담에서 다음 세 가지 문제를 다루었다. 첫째, 통역 대상(환자, 의료진)에 대한 개념. 둘째, 근무 중 스트레스나 긴장의 원인. 셋째, 통역사의 역할이다. 각 면담 시간은 약 45분이었다.

다음은 각 통역사의 면담 분석을 종합한 내용이다. 면담 도중 통역사들은 일화나 실례를 제시한 반면 통역서비스실 실장은 캘리포니아 호프 병원에서 일하는 통역사에게 요구되는 자질에 초점을 맞추었다. 통역사 10명과 실장 1명을 대상으로 한 11개의 인터뷰 중 7명은 스페인어로, 4명은 영어로 진행했다. 간결하게 표시하기 위해 대부분의 스페인어는 영어로 번역했다. 실장을 제외한 면담 대상자들은 알파벳순으로 나열했다.

## 1. 로베르토*Roberto*, 실장

로베르토는 자신과 함께 일하는 상대들이 매우 다르다고 생각한다. 의료진은 학력이 높고 능력이 있으며, 시간에 쫓기고 정확한 정보를 필요로 한다. 의료진의 요구를 들어주는 것이 자신의 일이라고 생각하기 때문에 로베르토는 의료진이 필요한 답변을 환자가 할 수 있도록 도와주는 것이 통역사의 주 임무라 믿는다. 그가 생각하기에 환자는 교육수준이 낮은 편이라 환자가 의료진의 요청사항에 따르도록 하는 것이 쉽지 않다.

로베르토는 환자의 수준이 낮기 때문에 통역사가 환자의 언어를 정제해줄 필요가 있다고 생각한다. 첫 ICE에서 통역사가 환자의 이해력(교육수준)을 가늠하고 언어 수준을 조정해야 한다는 것이다. 잘못하면 환자에게 모욕을 주거나 치료가 길어질 수 있기 때문에 이 일의 중요성을 간과하면 안 된다. 로베르토에게 환자의 수준이 낮다는 것은 규칙에 따르는 능력이 떨어지는 것을 의미하기도 한다. 그는 다음과 같이 설명한다.

환자가 말을 듣지 않는 경우가 가끔 있기 때문에 환자들과 의사소통하는 것이 어렵다. 통역사는 정보를 더하거나 빼거나 바꾸어서는 안 되기 때문에 거의 단어 하나하나를 통역해야 한다. "언제부터 아프셨니요?" 같은 질문을 통역하면 대부분의 환자들은 질문에 대한 답을 하지 않는다. 환자들은 "20년 전에 사고를 당해서 머리를 다쳤는데 그때부터 눈이 잘 보이지 않아요"라고 대답한다. 의사가 원하는 대답은 그것이 아니다. 그들은 간결한 대답을 원한다. 따라서 다시 환자의 주의를 일깨워 "그러니까 환자분, 질문 내용은 이번에 아픈 게 얼마나 되었냐는 거에요"라고 물어야 한다.

통역사는 어려운 말을 이해시키면서 최대한 정중하고 확실하게 환자의 주의를 집중시켜야 한다. 로베르토에게 통역사의 자질 중 가장 중요한 것이 무엇이냐고 묻자, 그는 정확성을 꼽았다. 또한 언어의 유창성도 중요하다고 답했다. 로베르토는 문화적인 배경지식보다 언어 능력이 더 중요하다고 생각한다. 문화적 지식은 일을 하면서 습득하면 되지만 언어는 그렇지 않기 때문이다. 언어 능력 다음으로는 의학용어, 그 다음으로는 암기력과 기억력을 꼽았다. 그는 또 친절함도 중요한 자질이라고 생각한다.

그의 경험상 훌륭한 통역사는 구하기 어렵다. 이전 통역사들의 단점으로는 부정확함과 문법오류가 있었다. 그는 직원들이 통역사의 업무를 좀 더 면밀히 관찰해야 한다고 생각한다. 그는 통역사를 보면 자질을 갖추고 있는지 아닌지를 판단할 수 있다고 한다.

'이 사람은 잘 할 수 있겠구나'하는 직감이 드는 사람들이 있다. 딱 보면 알 수 있다. 능력 있는 사람은 표시가 난다. 그런데 어떤 사람은 같은 말만 되풀이한다. 그런 사람들에게는 스무 번을 말해도 절대 고쳐지지 않는다. 왜냐하면 그런 사람들은 배우려고 하지 않거나 배울 능력이 없기 때문이다.

로베르토는 이전 통역사에 관한 일화를 이야기하면서 정확성과 완벽한 정보가 무엇인지에 대해 모순된 말을 한다.

한 가지 불만사항은 통역사가 단어 대 단어로 통역하지 않는다는 것이다. 꼭 그래야 할 필요는 없다. 통역사는 가끔 의역을 하기 때문에 단어 하나하나보다는 전체 의미를 듣게 된다. 많은 통역사가 정보가 많을 때에는 요약을 함으로써 정보를 생략하는 게 사실이다. 그러나 나는 아무것도 생략해서는 안 된다고 생각한다. 필요 없는 정보도 많다. 명확하지 않은 정보가 많기 때문에 생략한다고 해서 의사소통에 지장이 있는 것은 아니다. 그럴 때는 생략해도 된다고 생각한다. 그런데 많은 사람들은 그것을 이해하지 못하고 모든 단어를 통역해주길 바란다.

로베르토와 필자는 캘리포니아 호프 병원의 통역사 훈련에 관해 이야기를 나누었다. 환자가 대화에 집중하도록 하는 것, 통역사의 실력보다 본인이 고등학교 때 배운 스페인어 실력이 낫다고 생각하는 의료진을 다루는 것 등 구체적인 기술을 언급하자 로베르토는 통역이란 관찰을 통해 배울 수 있는 직업이라고 말한다.

신입 통역사는 현장에서 배운다. 경험 있는 통역사가(새 통역사를) 훈련시킨다. 신입 통역사는 선배 통역사를 보고 따르기 때문에 통역에 투입되기 전에 선배들의 통역을 먼저 듣는 기회를 갖는다. 선배들이 스피커폰으로 통역하는 것을 이어폰으로 듣는다. 선배들의 각기 다른 스타일을 배우기 위해 선배들의 통역을 섀도잉한다*shadowing*(작은 목소리로 따라함). 그러고 나서 내 사무실에 오면 자료를 주고 읽어보게 한다. 우리는 정기적인 회의를 통해 통역사들이 당면한 문제점과 해결책을 논의한다. 다양한 문제에 부딪치기 때문에 질문이 많다.

이런 관점에서 통역은 섀도잉, 관찰, 연습을 통해 학습될 수 있는 기능이나 기술로 보인다. 흥미롭게도 로베르토가 설명한 통역자의 역할(통역만 하는 것)과 통역서비스실 직원들이 실제로 수행하는 역할 사이에는 갈등이 존재한다. 그는 통역사가 통역이 필요한 상황에서 통역 이외에도 의료진을 도울 수 있는 팀플레이어라고 말한다. 로베르토는 심장 스트레스 테스트를 들어 이 점을 설명한다.

통역이 다가 아니다. 예를 들어 환자가 러닝머신*running machine*을 하고 있을 때 통역사가 계속 옆에서 "괜찮으세요? 어디가 아프진 않으세요? 불편한 데는 없나요? 숨쉬기가 힘든가요? 어지러워요?"라고 묻는다. 통역사는 "운동 강도가 어떤가? 가벼운가? 보통인가? 조금 힘든가? 매우 힘든가?"라고 적힌 문서를 보고 통역하는 것이다. 의료진은 통역사가 환자와 직접 대면해 통역하기를 원하는데 환자가 불편한지, 창백한지, 땀이 나는지, 쓰러질 것 같은 지, 표정이나 몸동작을 볼 수 있기 때문이다. 그러나 통역사는 의사가 아니다. 통역을 하기 위해 참여하는 것이다. 그러나 사실 통역사는 통역 외에도 다양한 역할을 한다.

"그것 참 엄청난 책임이군요."라고 필자가 로베르토에게 말하니 그는 다음과 같이 답했다.

그렇다. 하지만 의료진은 글을 쓰거나 그래프를 들여다보느라 환자를 쳐다보지도 않는 경우가 있기 때문에 통역사는 환자에게 큰 도움이 된다. 통역사가 환자를 바라보며 "좀 어떠세요?"라고 묻는 거다. 의료진은 환자와 눈을 마주치지 않고 다른 사람이 대신 해주기를 바란다. 도울 수 있다면 돕는 게 좋을 것이다. 하지만 그것은 통역사가 할 일은 아니다. 우리 역할은 정해져 있다. 우리 일은 통역이다.

## 2. 아네트*Annette*

아네트는 함께 일하는 사람들이 다양하다고 생각하며, 그들과 함께 일하는 것이 "자신이 하기에 따라 어려울 수도 있고 쉬울 수도 있다"고 한다. 통역사가 환자나 의료진과 함께 일할 때 다양한 일이 일어날 수 있고, 어려움에 닥쳤을 때 어떻게 행동할 지 스스로 선택할 수 있다.

아네트는 환자가 교육 수준은 대체로 낮지만 의료 인력을 지극히 신뢰하고 스스로 속마음을 털어놓는다고 생각한다. 그녀가 보기에 환자는 자신의 건강에 대한 우려 때문에 종종 겁을 먹기도 한다.

그녀의 모국어는 스페인어가 아니지만 환자가 사용하는 다양한 스페인어 사투리를 알고 있으며, 환자가 이해할 수 있는 용어나 표현을 쓰려고 노력한다. 그녀는 환자에게 최대한 말투를 맞춘다. 잘 모를 때는 환자에게 도움을 청하고 이 일이 그녀에게도 어려우며 다른 사람에게 도움을 요청하는 것이 지극히 정상이라고 설명한다. 그럼으로써 그녀는 환자와 유대관계를 형성하고 결과적으로 효과적인 의사소통이 될 수 있도록 서로 협력할 수 있다.

아네트의 성공적인 의사소통 비결은 다음과 같다.

환자의 수준에 맞추어 환자가 리드하도록 한다. 그리고 의료진에게 환자의 수준을 알려주는데, 그러면 의료진이 환자가 왜 그렇게 말하는지를 이해하게 된다. 이 방식이 환자가 이렇게 말했다, 의사가 저렇게 말했다 하고 짧고 딱딱하게 전하기만 하는 것보다 낫다. 그렇게만 전달하면 서로 무슨 말을 하는지 알아들을 수 없기 때문이다. 이런 설명을 하지 않으면 각자 수준이 다르기 때문에 무슨 말을 하는지 서로 알아들을 수 없을 것이라 생각한다.

아네트는 함께 일하는 사람들의 사회적인 차이를 알고 있으며 각자에게 그 차이를 인식시킴으로써 그 사이를 중재하려 노력한다. 그녀는 이것이 "나라면 어떨까"하는 사고방식의 결과라고 말한다. 양쪽 모두의 입장에 서서 그녀는 각각 원하는 바를 충족시켜주기 위해 노력한다. 따라서 의사가 짧고 딱딱한 어투로 이야기하면 환자를 위해 그녀는 부드러운 어투로 전달한다. 의사에게 통역해줄 때도 마찬가지다.

환자가 날카롭게 이야기하면 쌓인 것을 일단 나에게 먼저 풀라고 이야기한다. 모든 하소연이 끝나고 나면 문제의 본질을 알 수 있다. 이는 당사자 모두에게 불편한 상황이다. 무언가가 자신의 몸에 주입되고 있는 데 그게 무엇인지 모르거나, 그것을 어떻게 설명해야 할 지 모를 수도 있다. 상대방이 도와주려고 해도 무슨 일인지 이해를 못하면 도와줄 수 없다.

아네트는 의사소통을 원활히 하는 데 매우 적극적인 역할을 하고 있다. 그녀는 환자와 의사 사이의 빈번한 상호작용이 얼마나 중요한지 알기 때문에 의사소통을 원활히 하려고 애를 쓰며, 의사소통을 통해 양자가 최대한 좋은 결과를 얻을 수 있도록 한다.

아네트는 자신이 사람들과 잘 지내기 때문에 이렇게 할 수 있다고 믿는다. 문제에 부딪칠 때마다 그녀는 돌아서 해결하려고 한다. 의사가 전문용어나 복잡한 말을 할 때 그녀는 환자가 알아들을 수 있도록 풀어서 설명해준다. 통증 단계에 관해 아네트는 다음과 같이 말한다.

1에서 10까지의 척도에서 1이 고통이 전혀 없는 상태이고 10이 상상할 수 없을 만큼 끔찍한 고통일 때 지금 얼마나 아픈 것인지 의사가 질문하는 것이라 설명한다. 왜냐면 과거에 얼마나 아팠는지가 아니라 현재 얼마나 아픈지를 명확히 하고자 하기 때문이다. 이렇게 해서 지금 무슨 말을 하는지 알려주는 것이다.

환자의 이해에 대한 지각으로부터 시작해 아네트는 확대, 묘사, 설명, 부연설명 등을 이용해 이해를 돕는다(참고: 내용의 분류 Wadensjo

1998, 2000). 그러면서 그녀는 환자가 건강 문제로 이미 스트레스를 받고 있다는 사실을 기억하려 노력한다. 아네트는 전문용어 사용을 피하고 의사소통의 장애물을 피해 환자의 스트레스를 줄이려고 노력한다. 그녀는 환자가 의료진이 무슨 말을 하는지 알고 편안하게 느껴야 최선의 방법으로 건강 문제를 해결할 수 있다는 것을 알고 있다. 아네트는 또한 의료진이 통역사를 신뢰해야 한다고 생각한다. 의료진이 말한 내용을 확대해서 통역하거나 환자에게 추가 설명을 할 때 의료진에게도 이 사실을 알린다.

아네트는 일을 할 때 양측의 신뢰를 소중히 여긴다. 환자의 이야기를 요약해 의사에게 요점을 알려주고 어떤 정보가 필요한지 의사가 판단하도록 한다. 아네트는 또 재량권도 자주 발휘하는데 이것이 자신의 책임이라고 생각하기 때문이다. 그녀는 신뢰 덕분에 이렇게 할 수 있다. 그러나 신뢰는 그냥 주어지는 것이 아니라 적극적으로 노력해 얻어내야 한다. 아네트는 신뢰 구축에 목소리 톤이 중요하다고 말한다.

의사들과는 별 문제가 없는데 환자들과 이야기할 때는 신뢰감을 주는 목소리를 내려고 노력한다. 외과의나 임상의가 말하는 것처럼 말해 내가 그들의 이야기를 전달하고 있음을 인식시킨다. 그리고 말을 옮길 때 부드럽게 하려고 노력한다.

그럼에도 불구하고 가끔 의료진이 그녀를 믿지 못하는 경우가 생긴다. 그녀가 요약해서 말하면 환자가 하는 말을 그대로 옮기지 않은 것이라고 의심한다. 아네트는 다음과 같이 대응했다.

원한다면 통역을 그만 두겠다. 우리말에서는 이러이런 것처럼 들리겠지만 내가 이해한 바로는 이러하다. 내가 통역을 그만하는 편이 환자가 하는 말을 더 정확하게 알 수 있을 것 같다면 원하는 대로 해주겠다. 당신이 필요한 정보를 얻기에 더 편한 방법을 선택하길 바란다.

아네트는 이렇게 말하면 영어 구사자에게 정말 본인이 스페인어를 잘 안다면 처음부터 통역사가 필요 없었을 것임을 깨닫게 해주는 효과가 있다고 말한다. 그녀는 예의를 지키며 자신의 힘을 사용한다. 한번은 외과의가 그녀에게 사과를 한 적도 있다.

ICE에서 환자나 의료진과 갈등이 발생할 경우 아네트는 양쪽과 함께 일하는 것이 똑같이 쉽거나 똑같이 어렵다고 느낀다. 두 당사자 중 어느 누구와 더 가깝다고 생각하지는 않는다. 그러나 그녀는 자신이 어머니라는 사실로 인해 선을 넘은 경우도 있었다고 말한다.

예를 들어 지난주 내가 응급실에 있을 때 한 청년이 시멘트 혼합기에 팔이 난도질돼서 왔다. 스무 살짜리 청년이 말이다! 어린애에 지나지 않는데! 그 청년은 내 딸보다 어려 보였다.(잠시 멈춤) 그래서 나는 그의 이마를 계속 쓰다듬어 주었다. 누군가가 나에게 그렇게 하다가 엄청난 오해가 발생할 수 있다고 나중에 말해주었다. 그러나 나는 엄마로서 본능적으로 이마를 쓰다듬으며 환자를 위로하려고 노력했다. 나는 환자에게 함부로 하는 것이 아니라 친밀한 말투로 말하는 경향이 있다.

아네트는 선을 넘는 것이 오해의 원인이 될 수 있기 때문에 선을 넘지 않도록 주의해야 한다는 것을 알고 있다. 대체로 아네트는 스스로가 신뢰를 바탕으로 의사소통을 돕는 교량 역할을 한다고 생각한다.

### 3. 콘수엘로*Consuelo*

콘수엘로는 자신의 역할이 매우 다양하다고 생각한다. 그녀는 모든 ICE에서 함께 일하는 사람이 각각 다르다고 여긴다. 콘수엘로는 계층의 차이를 분명히 느껴서 교육 수준이 높은 사람일수록 말이 잘 통하며, 교육 수준이 낮은 사람일수록 대화가 어렵다고 말한다. 그녀는 교육 수준이나 출신 지역에 맞춰 최대한 단어를 골라 쓴다. 그녀는 스스로가 의료진보다는 환자에게 언어를 맞춘다고 생각한다. 콘수엘로에 따르면 환자들은 쉬운 말을 선호하며, 그녀는 기꺼이 그들을 위해 복잡한 의학용어를 단순화해 표현한다. 그러나 그녀는 의료진에게 환자의 말을 전달할 때는 절대 화려하게 포장하지 않는다.

콘수엘로는 의사들이 매우 '무미건조'하기 때문에 함께 일하는 것이 쉽지 않다고 한다. 의사가 환자에게 퉁명스럽게 말하는 경우 콘수엘로는 환자를 위해 말을 부드럽게 바꾼다. 그녀는 문제가 해결 되면 서로 이해하기가 쉬워진다고 믿는다. 그녀는 가끔 환자가 의도치 않게 의사소통을 방해한다고 한다. 환자가 집중을 못하거나 질문에 답하지 않고 긴 이야기를 늘어놓을 때 콘수엘로는 환자가 말하는 시간을 제한한다. 그녀는 예의바르면서도 엄격하게 환자가 대화의 맥을 따라갈 수 있도록 돕는다. 실제로 다음과 같은 일이 있었다. "15분짜리 면담이라면 '지금 저희도 시간이 별로 없고, 의사 선생님도 시간이 없으시므로 한 가지 문제만 다루도록 하겠습니다. 알겠습니까?' 라고 물으면 환자들도 이해해 준다"고 말한다.

환자를 통제하는 것처럼 콘수엘로는 필요한 경우 의료진의 어투를 조절한다. 그녀는 다음과 같이 말한다.

어제 한 환자가 몸과 머리가 간지럽다고 했다. 의사가 "팔과 머리에 바르는 크림을 드릴 테니 밖에 나가 기다리세요"라고 말하자 환자는 "질 부분이 약간 따갑고 아파요"라고 말했다. 의사는 "저는 팔과 머리에 바르는 크림밖에 못 드리니 다른 의사를 부르세요. 나가 기다리십시오(의사의 무뚝뚝한 톤을 흉내내며)"라고 말했다. 나는 "이 문제를 어떻게 해결하지?" 하고 생각했다. 의사처럼 무례하게 답하고 싶지 않았기 때문이다. 종종 의사들은 매우 딱딱하게 말한다. 무례하다고 말하고 싶진 않지만, 사실 종종 그렇다. 그게 의사들의 문화인지는 모르겠다. 그러면 환자는 재촉당하는 것 같이 생각하고, 나도 그렇게 느낀다. 그래도 나는 조금 부드럽게 바꾸려고 노력한다.

이렇게 콘수엘로는 시간에 쫓기는 의료진에게서 종종 볼 수 있는 무미건조하거나 무례한 말투를 조금 순화시킨다. 콘수엘로가 압박의 사슬 *pressure chain*을 아주 잘 인식하고 있다는 사실은 흥미롭다. 그녀는 의료진이 재촉하거나 압력을 행사한다고 생각하면, 자신도 환자에게 똑같이 행동한다. 종종 그녀는 환자가 무례하다고 느끼고 이를 순화시킨다. 한번은 그녀가 환자에게 예의바르게 자기소개를 하고 "어떻게 도와드릴까요? 어디가 안 좋으세요?"라고 방문한 이유를 물었다. 그러자 환자는 "내가 그걸 알면 말할 텐데 어디가 잘못된 건지 모르겠다. 아프니까 여기 온 거 아니냐"고 대답했다. 콘수엘로는 그 때는 오히려 의사가 예의바른 경우였다고 말한다. 콘수엘로는 자신의 역할이 부드럽게 일을 처리하는 것이라고 생각하지만, 자신의 역할을 정의할 때 "나는 그저 통역을 하고 대화를 부드럽게 만든다. 하지만 주된 역할은 통역과 의사소통을 시작하게 해주는 것"이라고 말한다.

콘수엘로는 환자가 누구인지, 어디 출신인지, 병원에 왜 왔는지에 집중한다. 환자가 사용하는 사투리에 집중하기보다는 그들을 전체적으로 이해하려고 노력한다. 환자를 이해하고 나면 이를 의료진과 공유하는데, 이때 의료진 개인 간의 인내심과 호기심의 편차를 알게 된다. 어떤 의사들은 모든 것을 알고 싶어 하고, 어떤 이들은 원하는 정보만 알고 싶어 한다. 따라서 종종 콘수엘로는 6개의 문장을 4단어로 통역한다. 그녀는 이 점을 설명하기 위해 다음과 같은 예를 든다.

내가 환자에게 “두통이 있었나요?”라고 물으면 환자는 “두통이 있었어요. 남편은 제가 엄살 피운다고 하지만, 저는 ‘나 정말 머리가 아프단 말이야’라고 말하고 병원에 오기로 마음먹었어요. 하지만 남편은 제가 병원에 올 필요가 없대요”라고 대답한다. 그래서 내가 의사에게 “두통이 있었다는군요”라고 말하면 의사는 “그것 말고도 다른 얘기를 한 것 같은데요”라고 대답한다. 그래서 나는 그에게 “그녀는 두통이 있다고 말했고 남편은 아니라고 했다는군요”라고 말하면 의사는 재빨리 나에게 “아, 알겠어요, 그걸로 충분해요”라고 말한다.

콘수엘로는 자신이 질문에 대해 답변이 적절한지를 판단할 권한이 있으며, 그 선택에 책임을 져야 한다는 것을 보여준다. 통역사는 의료진의 요구를 충족시키기 위해 이런 권한을 사용하지만 반드시 환자의 요구를 충족시키는 것은 아니다. 질문에 대한 답을 받지 못하면 콘수엘로는 문제의 본질을 찾을 수 있도록 의사가 도와야 한다고 생각한다. 통역사가 정보를 끌어내는 책임을 져야한다고 생각하는 다른 통역사들과 달리 콘수엘로는 이는 당사자들의 책임이라 생각한다.

많은 경우에 콘수엘로는 자신이 환자나 의료진에 감정적으로 얽매인다고 느낀다. 그녀는 똑같은 사람을 대상으로 통역 업무를 많이 수행하는 것을 원치 않지만(감정 이입을 피하기 위해), 환자가 무엇을 원하는지는 알고 있다(예를 들어 환자를 돕거나, 손을 잡거나 위로하는 등). 그녀는 무관심하게 보이지 않으면서도 감정적으로 당사자들에게 얽매이지 않도록 노력한다. 그녀는 또한 다른 통역사들보다 자신을 자주 찾는 의료진이 무엇을 원하는 지도 알고 있다. 의료진에게 통역사 모두가 똑같이 직업정신이 투철하다고 말하기는 하지만 의료진도 어떤 통역사에게 더 친밀감을 느끼고, 이미 아는 사람과 일하는 것을 더 편하게 여긴다는 것을 알고 있다. 그러나 의료진과 통역사의 관계가 성공여부를 좌우하는 것은 아니다. 환자들은 나쁜 소식을 듣지 않으려하는 경우가 많다. 그녀는 의사가 환자와 심폐소생술에 관해 이야기를 나누었던 특정 사례를 기억한다.

환자들은 코드블루*Code Blue*라는 말을 듣기 싫어하고, (종종) 환자가 죽기도 한다. 물론 CPR(심폐소생술)이 필요할 수도 있지만 환자들은 그 이야기를 싫어한다. 그들은 "CPR을 한다는 것은 내가 죽을 거란 뜻이잖아요. 그러고 싶지 않아요. 그 얘기 꺼내지도 마세요"라고 말한다. 위험상황에 대해 말하는 것이 가장 어렵다. 물론 누구나가 겁을 먹는다. 자신이 죽을 수 있다는 사실을 알고 싶어 하는 사람은 없다.

통증 단계를 통역하는 등 스트레스 받는 상황을 떠올리며 콘수엘로는 그것은 자신의 역할이 아니므로 환자에게 설명하지 않는다고 말한다. 환자가 이해하지 못하면 그녀는 이것을 의료진에게 전달한다. 콘수엘로는 자신의 역할이 통역을 하는 데 그친다고 생각한다.

콘수엘로는 그녀의 역할이 갖는 복잡성과 다양성에 대해 알고 있다. 그녀는 자신의 역할을 "연계되지 않고 통역만 하는 것"이라고 정의한다. 그녀는 환자를 지원하고 이끌어주며 다른 이들과의 의사소통의 길을 열어줌으로써 시스템 내에서 환자를 안내한다.

### 4. 엘다*Elda*

엘다는 그녀가 통역해주는 환자들이 라틴아메리카 출신이라고 말한다. 대부분은 멕시코와 중앙아메리카 출신이고, 일부는 남아메리카 출신이다. 그녀가 환자들의 유사점과 차이점을 생각해 보면, 먼저 문화적 차이가 있다. 그녀는 미국 의사들이 형식을 따지지 않는다고 생각하는데 왜냐하면 "그들은 테니스화를 신고 진료하기 때문"이다. 엘다는 이것이 일부 라틴아메리카 계통의 사람들에게는 충격이라고 한다. 이들은 의사가 권위 있는 인물이라고 생각하기 때문에 "일부 환자는 앞에 서 있는 사람이 의사라고 생각하지 않아 계속 나에게 진짜 의사를 불러달라고 한다"고 그녀는 말한다.

엘다는 의사의 의학용어를 설명할 때 환자의 교육수준을 반영한다. 그녀는 늘 예의바르게 시작하고 신체의 기능을 완곡하게 설명한다. 그렇지 않으면 환자를 모욕하게 될 수 있기 때문이다. 그녀는 이것을 멕시코에서 의사로 일하며 서민들을 대했던 그녀의 오빠로부터 배웠다. 그녀는 오빠가 처음 시골의 문맹 환자에게 하루에 몇 번이나 변을 보시냐고 물었던 일화를 들려주었다. 그녀의 오빠는 환자에게 그녀가 느끼기에 저속한 용어를 사용해 "환자분은 하루에 몇 번 똥을 싸세요?"라고 물었다. 오빠의 교수님이 그를 방에서 불러내 환자와 이야기할 때는 언제나 가장 적절한 말로 시작해서 필요하면 조금씩 수준을 낮춰야한다고 설명했다. 반대로 하면 안 된다. 나중에 환자가 낮은 수준의 말만 이해한다는 것을 깨닫게 될 지라도 처음부터 그런 언어를 써서는 안 된다.

엘다는 오빠의 경험으로부터 교훈을 얻었다. 환자와 이야기할 때 그녀는 언제나 가장 높은 수준의 언어부터 사용한다. 그녀는 우아하게 말을 타는 이미지를 이용해 그녀의 방법을 설명한다. 필요하다면 말에서 내려와 걷고, 필요하다면 심지어 기어갈 수도 있어야 한다. 그녀는 환자와의 의사소통을 위해 필요하다면 기꺼이 수준을 낮출 의지가 있으나, 처음부터 수준을 낮추지는 않는다. 흥미롭게도 엘다가 처음부터 환자의 수준으로 이야기하는 것을 거부하는 것은 그녀가 환자의 언어를 무례하거나 견디기 힘들고, 확실히 덜 우아하다고 생각하는 것으로 보일 수도 있다. 엘다는 환자가 자신의 이야기를 들어주길 바란다고 말한다. "의사는 시간에 쫓기며 대부분 환자의 이야기를 들으려 하지 않는다." 엘다는 환자의 이야기가 무시당했을 때 그들의 얼굴에서 실망감을 보았다. 그녀는 또한 "자신의 문제를 전혀 이야기하지 않으려는 환자"에 대해서도 말한다. 한번은 환자에게 병원에 온 이유를 물었는데 환자가 대답을 하지 않았다. 엘다는 나사를 돌리듯이 환자로부터 정보를 캐내야 했다.

"뭐가 문제죠?" "아무것도 아니에요." "그럼 병원에 왜 오셨나요?" "모르겠어요." 가끔은 탐정이라도 된 것처럼 정보를 알아내야 한다. 내가 통역사에 불과하다는 것을 안다. 하지만 이곳에서는 통역 이상의 일을 해야 하는데, 종종 이를 뽑듯 환자로부터 정보를 뽑아내야 하기 때문이다.

엘다는 아네트처럼 목소리 톤이 중요한 의사소통의 수단이라고 생각한다. 그녀는 환자의 증상을 물을 때 부드러운 톤으로 이야기한다. 환자들이 그녀가 친절하고 도움이 된다고 여기면 그녀가 불친절하다고 생각할 때보다 협조적이 되기 때문이다. 따라서 엘다는 그녀의 목소리 톤이 환자의 마음의 문을 여는 수단이라고 생각한다. 그녀는 다음과 같이 설명한다. "부드러운 톤으로 환자에게 이야기하면 환자가 주의를 집중한다. 거만한 톤으로 이야기하면 실제로 거만한 게 아니라 목소리만 그렇다 하더라도 환자는 통역사를 좋아하지 않고 통역해주는 걸 바라지 않을 것이다. 하지만 친절한 톤으로 이야기하면 환자의 신의를 얻을 수 있다."

환자와 통역사가 파트너십을 이룰 때 좀 더 의사소통이 원활한 것으로 보인다. 이것은 통역사와 의료진 사이에도 마찬가지다. 진정한 협조와 파트너십은 효과적이고 효율적인 상호작용의 비결이다. 엘다는 이 점을 알고 있으며 이것을 업무의 최우선 과제로 삼는다. 협조를 구할 때 엘다는 차이점을 조율한다. 그녀는 환자에게는 말하고 소통하는 것이 중요하다고 생각한다. 의사에게는 불필요한 이야기로 시간을 낭비하지 않고 필요한 정보만을 뽑아내는 것이 중요하다. 엘다는 의사에게는 정보를 요약해 주고 환자와는 소통을 함으로써 이 차이를 조율한다. 대화 방식과 문화를 조율하면서 그녀는 언제나 인간미를 더한다. 그녀는 일에 대한 열정과 인간미가 있어야 어려운 상황도 해결할 수 있다고 생각하며 환자를 위로하고 의사소통하기 위해 기꺼이 조금 더 노력할 것이다. 그녀는 다음과 같이 말한다.

나는 자주 분만실에 가서 환자의 손을 잡고 돕는다. 그러면서 자신에게 말한다. "난 여기서 통역만 하고 있는 것이 아니라 지금 환자를 돕고 있는 거야." 즉 환자에게 자신감과 안도감을 줌으로써 환자를 돕는 것이다. 그렇게 하는 것이 옳다고 생각한다.

엘다는 그녀의 역할이 언어를 옮기는 것 이상이라고 생각한다. 그녀는 통역사가 중재자, 대변인, 의사소통의 통로이자 진정한 파트너라고 생각한다.

## 5. 호아킨*Joaquin*

호아킨은 캘리포니아 호프 병원이 수련병원임을 강조한다. 함께 일하는 의료진은 인턴, 학생, 숙련의에서 간호사, 사무직까지 다양하다. 스페인어를 사용하는 환자들은 대부분 멕시코나 중앙아메리카 출신이며 교육 수준이 낮다. 환자의 낮은 교육 수준이 통역에 어려움을 준다고 생각하는 다른 통역사들과 달리 호아킨은 환자의 낮은 교육 수준으로 인한 가장 큰 문제점은 의사가 환자의 설명을 이해하기 어렵다는 것이라고 말한다. 의사들은 환자의 배경, 고통, 두려움에 익숙하지 않은 경우가 많다. 그는 환자의 낮은 교육 수준이 종종 문제가 된다고 말한다. 증상을 먼저 파악한 후(호아킨에 따르면) "환자가 어디 출신인지, 취미가 무엇인지, 불안함이나 질병을 유발한 사회적 배경이 뭔지 전혀 모르는" 의사들에게 이를 설명해야 한다.

호아킨은 의사들이 이런 문화적 차이에 다양한 반응을 보인다고 한다. 일부는 환자가 증상을 설명하는 방식을 이해하려 노력한다. 일부는 사회적 배경이나 다양성과 관계없이 문제를 자신의 도식에 끼워 맞추고자 한다. 호아킨이 보기에 의사의 개인차는 의사와 환자 관계에서 언제나 존재하는 언어와 문화의 차이보다 훨씬 더 중요하다. 호아킨은 환자들이 대부분 스스로 진단을 내려 병원에 온다고 말한다. 대부분 환자들은 자신의 친척들과 동일한 병이 있다고 생각한다. 호아킨은 이 정보가 불필요하다고 무시하지 않는다. 그는 의사가 환자를 이해하는 데 도움이 될 만한 정보를 찾는다.

호아킨은 환자와 의료진이 똑같이 효과적인 의사소통을 어렵게 만든다고 생각한다. 환자는 자신의 증상을 잘 설명하지 못하기 때문에 어려움을 준다. 의료진은 의대에서 사회적 차이에 대해서는 배우지 않았기 때문에 늘 열린 마음으로 사회적 차이를 대하지 않아 어려움을 준다. 호아킨은 유동적으로 둘 중 하나와 동질감을 느끼거나 편을 든다. 누구의 편을 드는지는 상황에 따라 다르나 한 가지는 확실하다. 이해를 돕기 위해 도움을 필요로 하는 사람과 동질감을 느끼거나 편을 드는 것이다. 편을 드는 것은 태도와도 관련이 있다. 잘난 척하지 않거나 그에게 친절한 사람의 편을 들어준다. 또 권력의 균형을 이루기 위해 약자의 편을 들거나 상황을 이해하는데 정보를 더 필요로 하는 쪽의 편을 든다. 호아킨은 마지막 사례를 통해 상황을 분명히 이해하기 위해 자신의 역할이 중요하다고 말한다.

사실 통역을 할 때 주변에 잘난 체 하는 사람들이 많다. 환자가 나나 의사에게 거만하게 굴면 아무래도 친절할 때보다 덜 도와주게 된다. 의사가 거만해서 환자의 말을 들으려 하지 않으면 의사가 환자의 말을 듣고, 환자가 원하는 질문을 해서 이해할 수 있도록 환자의 편을 들어야 한다. 가끔 의사가 나에게 "이렇게 하라고 하세요"라고 말하면서 이유는 말하지 않는다. 대부분의 환자들은 지시에 따랐을 때 어떻게 되는지 알지 못하면 의사의 지시를 따르려 하지 않는다. 예를 들어 한 엄마가 아이와 함께 와서 시럽으로 된 기침약을 달라고 하면 의사는 "안됩니다. 아이들에게는 시럽으로 된 기침약을 잘 주지 않는다고 말해요"라고 말한다. 나는 스스로 의사들이 시럽으로 된 기침약을 주지 않는 이유는 기침이 아이의 폐를 청소하고 가래를 없애주며, 시럽을 주면 침전물이 축적될 위험이 있기 때문이라고 설명해준다. 5초 안에 환자에게 원인을 설명해줌으로써 환자가 의사가 도와주려 하지 않는다고 오해하는 것을 방지하는 것이다.

호아킨은 의사들이 언제나 시간에 쫓긴다는 사실을 알고 있다. 또한 환자가 종종 문제에 답을 하는 대신 긴 이야기를 늘어놓아 더욱 시간을 부족하게 만든다는 것도 알고 있다. 정보의 연관성 여부에 관련해 호아킨은 자신의 역할이 쓰레기 더미에서 다이아몬드를 찾는 것과 같다고 생각한다. "그것은 쓰레기 더미에서 다이아몬드를 찾는 것과도 같다. 환자들이 이야기하는 내용은 중요하지만, 그것을 들을지 결정하는 것은 통역사와 의사다."

호아킨은 환자들이 짜증스러울 때도 있다고 한다. 종종 환자는 병원 시스템 내에서 모두를 하인 부리듯 할 수 있다고 생각한다. 호아킨에 의하면 일부 환자는 국립 병원에서 특히 그렇게 행동한다고 한다. 환자의 기대치가 충족되지 않으면 통역사에게 따지고, 심지어 통역사에게 도울 의지가 있는지 의심하기까지 한다. 이럴 때 호아킨은 엄격한 목소리로 환자에게 병원 시스템이 마음에 들지 않거나 불만이 있으면 다른 병원을 찾으라고 말한다. 그러나 호아킨은 의사에게는 이처럼 말하지 않는다. 일부 의사는 자신의 태도를 고치려하지 않는 경향이 있고, 호아킨은 캘리포니아 호프 병원의 권력구도에 신경을 쓴다. 그는 다음과 같이 말한다. "여기서는 의사에게 찍히면 안 되기 때문에 의사에게 반대하면 안 된다. 권력 구조상 의사는 신이고 나머지는 그 아래에 존재한다." 호아킨은 의사들이 종종 환자에게 충분히 설명하지 않으며, 환자들은 질문을 하거나 한 번 더 묻는 것을 꺼려한다고 느낀다. 환자는 이해하지 못했다는 것을 부끄럽게 생각한다. 그래서 그들은 늘 "알아 들으셨죠?"라는 질문에 "네"라고 대답한다. 호아킨은 반대로 의사가 설명을 포기하거나, 또는 설명을 이해했는지 재차 물어 의도치 않게 환자에게 모욕을 준다고 말한다. 그는 이런 차이에 대해 알고는 있지만 이것을 의사에게 설명할만한 처지가 못 된다고 생각한다. 그는 양자의 신뢰를 얻어야 하기 때문에 그들에게 대드는 것은 좋은 생각이 아니라고 말한다. 호아킨은 모든 의료진이 환자를 존중하거나 또는 무시하는 것은 아니라고 한다. 경험이 많은 사람일수록 나이 어린 사람보다 이해심이 많고, 친절하다는 것이다. 즉 호아킨은 자신이 필터의 역할을 한다고 생각하는데 그가 효과적인 의사소통에 방해가 될 만한 요소를 걸러 양자의 의사소통을 돕기 때문이다. 필터 역할을 할 때 그는 스스로가 더 나은 의사소통을 위한 기반을 닦는다고 생각하는데, 그 과정에서 무례한 말이나 모욕적인 말을 걸러내기 때문이다. 어떻게 말을 여과하는지 묻자 그는 다음과 같이 대답했다.

나는 의사에게 환자의 기분이 좋지 않다고 말하지 "바보"나 "멍청이" 등의 말을 전달하지는 않는다. 의사도 마찬가지다. 거의 없긴 하지만 가끔 무례한 의사도 있는데, 무례하거나 환자를 기분 나쁘게 할 만한 말을 하면 나는 그 말을 전하지 않는다. 저속한 말이나 경멸하는 말을 전달하지 않는 것에 이의를 제기한 사람은 아무도 없었다. 사람들이 그런 말을 하는 것은 뇌와 혀 사이에 문제가 생긴 것이라고 생각한다. 내가 그 말을 전달하지 않는 것을 보고 그들은 자신이 잘못했음을 깨닫는다.

호아킨은 말을 거르거나 정보를 선별하는 것은 대단히 중요한 책무라고 생각한다. 왜냐하면 특정한 생각이나 편견이 그의 결정에 영향을 미칠 수 있다는 사실을 알고 있기 때문이다. 그 책임에 대해 그는 다음과 같이 말한다. "그것은 매우 중요한 책무다. 왜냐하면 통역사도 보통 사람처럼 편견, 편향, 콤플렉스, 잘못된 생각을 가지고 있기 때문이다. 따라서 환자에게 무슨 이야기를 할지 전달하는 것은 어려운 일이다." 그는 대다수의 동료들이 인정하지는 않지만 의료통역사에게 정보를 선별하는 능력이 필수적이라고 말한다.

나처럼 하는 사람은 거의 없을 것이다. 나는 가장 유용한 정보만 선택해 전달하는데, 그렇지 않을 경우 의사는 시간이 부족해 환자가 병원에 온 이유를 다루지 못할 수 있기 때문이다. 따라서 이는 중요한 임무다. 통역하는 내내 주의를 기울여 나중에 말을 수정하고, 전에 들었는데 전달하지 못한 말을 다시 해야 한다. 예를 들어 많은 경우 의사가 환자에게 구체적인 증상을 물으면 환자는 몸의 각 부위에 대해 모두 말한다. 그러면 환자에게 의사가 묻는 것은 귀가 아니라 무릎에 관한 것이라고 일깨워줘야 한다. 그러고 나서 의사들이 나가려고 하면 환자가 전에 귀도 아프다고 말했다는 것을 전달해야 한다.

호아킨은 의사와 환자의 만남에서 시간이 부족하기 때문에 정보를 선별해야 한다고 생각한다. 그는 환자가 꼭 필요한 이야기를 못 했는데 의사가 진료실을 나갈까봐 걱정한다. 그래서 호아킨은 중립성보다는 효율성을 우선시한다. 그는 통역사가 중립성이나 공정성에만 신경을 쓰면 효율적이 될 수 없다고 생각한다. 그는 또 가끔 이런 편향이 상황에 따라서가 아닌 계층(또는 다른 생각이나 편견)에 따라 일어난다고 말한다. "동료 통역사들이 중산층이라 그런지 여기서는 통역사들이 의사 편을 들어주는 경우가 많다. 즉 환자들의 정보가 잘못되었고 무시해도 되며, 환자만 실수를 저지를 수 있다고 생각하는 것이다."

호아킨은 그가 관찰한 바에 의하면 동료들이 의사 편에 연합한다고 말한다. 동료들이 환자에 대해 대놓고 말하거나 행동한 것은 아니다. 병원에서 이를 용납하지 않기 때문이다. 호아킨은 동료들이 환자를 위해 조금 더 노력하거나, 의사의 말을 강조하기 위해 추가적으로 말을 하지 않는 데서 차이가 있다고 말한다. 호아킨에게 있어 환자를 위해 조금 더 노력하는 것은 곧 환자가 질문을 이해하고 올바른 답을 할 수 있도록 하는 것을 의미한다.

## 6. 훌리오*Julio*

훌리오는 자신의 역할이 문화와 언어를 연결해주는 다리라고 생각한다. 즉 환자와 의료진이 서로 더 잘 알아들을 수 있도록 하는 것이다. 그는 그가 함께 일하는 양 당사자, 즉 환자와 의료진이 매우 다르다고 생각한다. 그가 보기에 의료진은 늘 시간이 없다. 그러나 환자는 대개 시간이 많으며 말을 하고 싶어 한다. 의료진은 진단을 내리는 데 도움이 되는 정보를 캐내기 위해 환자와 이야기한다. 반면 환자는 의료진의 질문에 답을 하지만 또한 주목받고 싶어 하며 의료진에게 보고만 하는 것이 아니라 이야기도 하고 싶어 한다. 이런 상반된 이해관계가 종종 훌리오를 곤혹스럽게 한다. 그는 최대한 의료진과 환자를 가깝게 하기 위해 노력한다. 그러기 위해 그는 환자의 주의를 집중시키는데 그의 능력을 활용한다. 이때 그는 질문을 반복하고 환자에게 간단히 답을 해야 한다는 것을 일깨워준다. 이렇게 해서 그는 긴 이야기나 모두의 시간을 낭비할 불필요한 정보를 방지한다. 훌리오는 또한 의료진을 대신해 환자에게 어려운 용어들을 쉽게 설명하고 의학용어를 풀어서 이야기한다.

그러나 의료진만 의학용어를 쓰는 것은 아니다. 종종 훌리오가 증상을 물으면 환자들은 자가진단을 내린다. 예를 들어 한번은 환자에게 "어디가 아프세요?"라고 묻자 환자는 "폐가 감염됐어요"라고 대답했다. 훌리오는 다시 환자에게(자가진단은 제외하고) 증상이 무엇인지 묻는다. 그래야 진료하면서 증상을 살펴볼 수 있기 때문이다. 그는 이를 위해 좀 더 일반적인 질문을 던진다. 환자의 자가진단이 맞지 않아 보이는 경우도 있기 때문에 그는 여러 가지 질문을 해야 한다. 훌리오는 종종 통역사에게 부과되는 감정적인 역할이 가장 큰 어려움이라고 본다. 그는 일부 환자를 잘 알게 되는 경우가 있다. 이때 환자는 그에게 의사소통뿐만 아니라 도덕적인 지지나 심지어 개인적 조언을 구한다. 훌리오는 이런 현상이 문화적인 이유로 환자가 의료진보다 그에게 동질감을 느끼기 때문에 발생한다고 생각한다.

어떤 경우에는 문화적 공통점에 근거한 동질감이 의료진의 행동 때문에 강화되는 경우도 있다. 이를 설명하기 위해 훌리오는 소아과 전문의 앞에서 환자와 레지던트 사이에 통역을 했던 사례를 들었다. 환자는 부모와 함께 밤에 잠자리에 오줌을 싸는 문제로 병원을 찾은 10세의 소년이었다. 레지던트가 전문의에게 이 상황에 대해 설명하고 진단을 내리자 전문의는 훌리오에게 어떻게 생각하는지 물었다. 훌리오는 자신이 의사도 아니고 게다가 레지던트 앞이라 그 상황이 불편했다. 전문의는 레지던트가 병력을 조사하고 적느라 바쁜데 비해 훌리오는 소년과 부모가 무슨 이야기를 하는 지 듣고 있는 것을 발견했다고 했다. 전문의는 환자와 부모의 대화가 라틴아메리카 계통의 부모 자식 간의 전형적인 대화일 것이라고 생각했고, 통역사들이 일상적으로 문화적인 문제를 다루기 때문에 훌리오의 의견을 알고 싶었다는 것이다. 훌리오는 전문의에게 "아버지와 아이는 서로 이야기를 하지 않고, 어머니는 매우 아이를 보호하려는 것 같다. 어머니는 현재 임신한 상태이고 재혼을 했는데, 새 남편과 아이가 잘 지내지 못한다고 말했다"고 말했다. 훌리오는 이때 자신의 역할이 언어를 전환하는 것 이상이라고 느꼈다. 통역사로서 그는 범문화적으로 환자에게 정보를 전달하는 방법을 알고 있다. 그는 의료진이 바로 이런 측면에서 특히 통역사의 전문성에 의존한다고 생각한다.

그는 멕시코 출신의 환자가 미국에 치료를 받으러 가던 중 기내에서 사망한 사례를 들었다. 당시 가족인 다섯 명의 여성이 환자를 동행했다.

훌리오는 치료를 받으러 미국에 가는 것이 환자의 가족에게 줄 경제적인 부담에 대해 설명하려 했다. 그러나 환자의 가족은 미국의 병원에서 환자가 나을 수 있게 되기를 바랐다. 그들의 이런 신념(그리고 평생에 걸쳐 모은 돈)이 환자가 받기로 예정된 수술에 모두 투하되었다. 환자가 비행기에서 사망했다는 소식을 들었을 때 다섯 명의 여성은 소리를 지르며 울기 시작했다. 훌리오는 비보를 갑작스럽게 전했다는 사실에 매우 당황했다. 그는 이를 어떻게 전해야 할지 자신에게 물었으면 좋았을 것이라는 생각이 들었다. 그는 중남미 계통의 환자들은 비보를 갑작스럽고 직접적으로 듣는 것에 익숙하지 않다고 말한다. 그들은 나쁜 소식은 좀 돌려 말해야 한다고 믿는다. 훌리오는 통역사가 환자와 의료진 양자를 좀 더 가깝게 해주는 문화와 언어의 교량이라고 생각한다.

### 7. 마르코스*Marcos*

마르코스는 캘리포니아 호프 병원의 환자들이 대부분 비슷하다고 생각한다. 환자들은 대부분 노동자 계층의 이민자이며 다수는 멕시코 출신이고 일부는 중앙아메리카 출신으로, 교육수준이 낮고 "라틴아메리카 계통 사람들의 특징"을 갖고 있다. 그런 특징에는 특히 증상이 나아졌을 경우 의사의 지시를 듣지 않고, 질문하는 것을 꺼려하는 것이 있다. 마르코스에 따르면 환자들은 확인을 하거나 다시 묻는 것을 주저한다. 마르코스는 환자의 목소리 톤으로 설명을 얼마나 이해했는지 가늠하는 요령이 생겼다. 그는 직감에 따라 필요하다면 몇 번이고 환자에게 설명을 반복한다.

마르코스는 환자의 교육 수준이 낮아 스페인어로 말해도 잘 이해하지 못한다고 생각한다. 또한 의료진보다 환자와의 의사소통이 더 어렵게 느껴진다. 흥미롭게도 마르코스는 유일하게 의료진이 환자의 언어 수준에 민감하며, 환자의 수준으로 언어를 맞춰준다고 생각한다. 마르코스는 환자가 의료진의 말을 이해하도록 자신이 돕는다는 사실을 인정하지 않는다. 그는 자신이 중립적이고 단순히 통역만 한다고 생각한다. 마르코스는 종종 의료진이 불필요하게 어려운 용어를 쓰기는 하지만 의료진과의 의사소통이 용이하다고 말한다. 마르코스에게 통증 단계에 대해 묻자 그는 통증에 숫자를 매기는 것이 불가능하며, 환자는 통증을 가늠하는 방법을 모른다고 답했다. 그의 경험상 간호사가 의사보다 더 자주 통증 단계를 사용한다고 한다. 그는 또한 환자들이 질문에 대한 답은 하지 않고 이야기를 늘어놓을 때 그는 의사의 지시를 따른다고 말한다. 즉, 환자가 의료진이 요구하는 답을 내놓을 때까지 환자에게서 정보를 이끌어내는 것이다. 그는 그것이 자신의 역할이라고 믿는다. 그러나 환자의 이야기를 무시하는 것이 아니라 중요한 질문에 대한 답이 끝날 때까지 이야기를 보류시킨다.

마르코스의 역할 중 중요한 측면은 정보의 우선순위를 정하고 이를 제때 전달하는 것이다. 그는 올바른 정보를 필요한 때에 전달하는 것이 중요한 임무라 생각한다. 그러나 그가 정보의 적합성을 측정하는 기준은 의료진의 시간이다. 즉 그는 의사들이 시간을 낭비하기를 원치 않음을 고려해 의사가 들을 필요가 없다고 생각하는 말은 전달하지 않는다. "환자들이 필요 없는 이야기를 할 때가 있다. 그런 말은 의사에게 전달할 가치가 없다"고 그는 말한다.

콘수엘로와 달리 마르코스는 의료진이 무례하거나 무미건조하다고 생각하지 않는다. 따라서 그는 그들의 말을 순화할 필요를 느끼지 못한다. 그러나 환자에게 무례하게 대하는 간호사의 경우에는 언어를 순화한다. 마르코스는 언제나 언어를 순화해 환자에게 수치심을 주지 않도록 한다. "간호사들은 가끔 환자를 질책한다. 나는 이들의 특징을 잘 알고 있다. 환자가 화내지 않도록 심한 말을 해서는 안 된다. 환자들은 쉽게 화를 낸다."

마르코스가 자신을 중립적이라고 생각하기는 하지만 환자가 불편하지 않도록 보호하는 것을 보면 그도 편향적이라는 사실을 알 수 있다. "나는 이들의 특징을 잘 알고 있다"는 말은 이를 잘 보여준다. 그는 환자가 불편하지 않도록 도와주며, 간호사의 불친절한 태도로부터 환자를 보호한다.

그러나 마르코스가 무조건 환자를 보호하는 것은 아니다. 의사가 나쁜 소식을 환자에게 직접적으로 전달할 때 마르코스는 이것을 돌려 말하지 않는다. 의사가 퉁명스럽게 말하면 그도 퉁명스럽게 말한다. 그는 자신의 역할이 사람들이 서로 이해하도록 돕는 것이라고 생각한다. 그는 이것이 쉬운 일이 아니라는 것을 안다. 그는 서로 이해하는 데 환자의 역할이 중요하다고 생각한다. 한번은 환자에게 약의 복용량을 여러 번 반복해서 말해야 했다. 그는 환자가 그의 말을 이해하는지 확신할 수 없었다. 그는 환자가 그의 말을 받아 적고 큰 목소리로 읽어보게 했지만 환자는 여전히 실수를 했다. 마침내 마르코스는 그 환자가 문맹이었다는 것을 깨달았다.

## 8. 마리아나*Mariana*

마리아나는 그녀가 "환자와 의사를 이어주는 역할"을 한다고 생각한다. 그녀는 통역 대상들 간 권력의 차이를 잘 인지하고 있다. 그녀는 의사, 간호사, 기술자, 직원이 통역사와 같은 팀이라고 생각하며, 그 팀의 목표는 환자들에게 최상의 의료서비스를 제공하는 것이다. 마리아나는 의료진이 진단을 내리고 치료를 명령하며 환자를 교육시킬 수 있는 지식과 능력을 보유하고 있다고 생각한다. 그들이 전문 용어를 사용하면 그녀는 환자에게 풀어서 설명해준다. 그러나 환자가 말한 비전문용어를 의료진에게 말하지는 않는다. 그녀는 "마찬가지로 환자가 와서 벨리*belly*(배의 구어적 표현)가 아프다고 하면, 벨리나 목이 아프다고 의사에게 말하지 않는다. 목이나 배*stomach*가 아프다고 이야기한다"고 말한다.

그녀의 업무 중 하나는 환자들이 사용하는 사투리를 배우는 것이다. 그녀는 자신이 모르는 말을 환자가 사용할 때마다 조금만 더 설명해달라고 부탁해서 배운다. "처음에 환자가 '그리마*grima*가 있다'고 말했을 때 나는 무슨 뜻일지 고민했다. 그리고 '무슨 말씀인지 모르겠는데 조금 더 설명해주세요'라고 하자 환자는 '그리마는 토하고 싶어지게 만든다'고 대답했다. '아, 네.' 이제 누군가 '그리마'라고 말하면 환자가 메스껍거나 구역질이 난다는 말이라고 짐작한다."

마리아나는 통역이라는 직업이 평생 공부해야 하는 직업이라고 생각한다. 그녀는 모르는 단어가 나올 때마다 적어서 단어장을 만든다. 또 가끔은 환자에게 설명할 때 의료진이 예상한 것보다 더 오랜 시간 동안 설명할 필요가 있다는 것도 안다. 그녀는 이때 의료진에게 좀 더 알아볼 필요가 있고 통역하는 데 시간이 더 필요하다고 말한다. 의료진은 통역사의 경험과 연륜을 신뢰한다. 마리아나는 환자보다 의료진과 일하는 것이 편하다고 느낀다. 그녀는 의사들이 매우 인간적이라고 생각한다. 그들은 환자를 존중하고 환자의 요구와 한계점에 대해 알고 있으며 환자에게 친절하다. 그녀는 반면 환자들이 종종 매우 무례하다고 말한다. 오래 기다리거나 그들이 필요하다고 생각하는 처방전을 받지 못하면 기분이 나빠져서 무례하게 군다. 대부분 그들은 가족의 충고를 듣고 나서, 어떤 치료를 받아야 하는지 스스로 결정해 병원에 온다. 만약 의사의 의견이 다르면 환자는 불쾌해한다. 마리아나는 의사들이 다른 선택안에 대해 환자에게 알려주는 데 시간을 할애한다고 생각한다. 이 과정에서 의사는 거만하게 행동하거나 가르치는 식으로 말하지 않는다. 환자는 믿기 어려울지 몰라도 의사는 언제나 환자의 권익을 최선으로 생각한다. 그녀는 의사들이 언제나 간단하고 정확하게 말하려고 애쓴다고 느낀다.

마리아나는 정확성을 위한 이 노력이 고소에 대한 두려움 때문이 아닐까 생각한다. 그녀는 멕시코와 미국의 의학적 개념에 대한 차이를 비교한다. 그녀는 멕시코의 개념에 익숙한데 그녀가 멕시코 사람일 뿐만 아니라 그녀의 남편이 멕시코에서 내과의로 일하기 때문이다. 그녀는 멕시코의 의료 문화에서 의사들은 미국에서만큼 법률 소송의 위협에 시달리지 않는다고 말한다. 그녀는 "멕시코 내과의들은 존경 받는다. 그들은 신뢰를 즐긴다"고 말한다. 마리아나는 멕시코 의사들은 통증의 정도를 가늠하기 위해 척도를 사용하지 않고, 통증을 "가벼움, 보통, 심함"으로 구분한다고 한다. 의사들이 통증 단계 척도를 사용한다고 들었을 때 그녀는 의사들에게 환자는 통증에 대한 개념이 다르며 좀 더 설명해줄 필요가 있다고 제안했다. 일부 의사는 그녀의 피드백을 기꺼이 받아들였다. 마리아나는 통역사가 매우 복잡한 게임의 팀플레이어라고 생각한다. 그리고 그녀의 역할에는 다양한 측면이 존재한다고 생각한다. 즉, 문화적 차이를 조정하고 개념을 이해하기 쉽게 만들어 양자가 의사소통할 수 있도록 하는 것이다.

## 9. 마우로*Mauro*

마우로는 자신이 환자를 대변한다고 생각한다. 즉 환자로 인해 자신의 직업이 존재한다는 것이다. 그는 통역 대상 간 교육 수준의 차이에 대해 잘 알고 있다. 그는 의사소통을 원활히 하는 것을 최대의 과제로 삼기 때문에 의사와 환자 간의 성공적 상담에 도움이 된다면 ICE 도중 어떤 쪽의 편이라도 들 생각이 있다. 마우로는 환자에게 최상의 서비스를 제공하기 위해 의료진이 필요로 하는 정보를 제공하거나 질문에 답하는 것이 얼마나 중요한지 환자에게 설명해준다. 그는 가끔 환자들이 이야기에 집중하거나 무엇을 이야기하고 있는지 이해하는 것이 얼마나 중요한지를 모른다고 말한다. "어떤 환자는 자녀 두세 명을 대동하는데 아이들은 계속 뛰어다닌다. 환자는 모든 질문에 그렇다고 대답한다. 의사가 무언가를 설명하면 알았다고 대답하지만 사실 테이블에 기어오르는 아이들에게 더 집중하고 있다."

마우로는 자신의 역할이 ICE마다 다르다고 생각한다. 가끔은 인내심을 가셔야하며 또 다른 경우, 특히 환자들이 집중하지 않을 때는 엄격하게 대해야 한다. 그는 자신이 양자를 중재하고, 언제 따끔하게 말해야 하는지, 언제 부드러운 어투를 엄격하게 바꿔야 하는지 결정해야하는 중재자라고 생각한다. 그는 자신이 환자의 목소리 톤, 강세, 크기, 욕 등에 매우 민감해야 할 필요가 있다고 강조한다. 그는 환자의 기분이 어떤지, 환자가 얼마나 이해하고 있는지를 환자의 목소리 톤으로 구별하는 요령이 생겼다. 마우로는 스피커폰으로 통역할 때 목소리 톤으로 얻은 정보와 대면 통역을 할 때 몸짓을 통해 얻은 정보를 비교한다. 그는 가끔 환자들이 통역사한테만 집중한다는 사실을 깨달았다. 어떤 환자는 그에게 직접 말할 뿐 아니라 그를 의사라고 부르기까지 한다.

마우로는 의료진보다 환자를 대하는 것이 쉽다고 생각하는데, 그가 환자들과 같은 언어적, 문화적 배경을 갖고 있기 때문이다. 그는 또한 자신이 의료진보다는 환자와 더 연관이 있다고 생각한다. 그는 환자들이 각각 매우 다른데 비해 의사는 서로 비슷하다고 본다. 그는 환자들이 더 잘 이해할 수 있도록 "기름칠을 한다". 통증 단계가 그 예다. 마우로는 종종 의사에게 같은 말을 해도 다르게 표현하도록 제안한다. "환자에게 통증이 가벼운지, 보통인지, 심한지 묻는 게 어떨지, 아니면 의사가 더 정확한 답을 원한다면 가벼움에서 보통, 보통에서 심함, 아니면 딱 중간이나 매우 심함이라고 묻는 게 어떠냐고 묻는다"고 그는 말한다.

마우로가 자신의 역할에 대해 생각할 때 그는 상황에 따라 편을 드는 사람이 달라진다는 것을 깨닫는다. 다급한 상황에서 환자가 질문에 답을 하지 않으면 마우로는 환자가 질문에 정확하게 답하도록 하는 데 초점을 맞춘다. 즉 대상보다는 정보 자체를 중요시하는 것이다. 그는 자신의 직업이 환자와 의료진을 연결하는 것이며 정보의 누락 없이 양자의 의사소통을 돕는 것이라고 생각한다. 그는 자신이 문지기 또는 환자를 병원시스템 내에서 안내하는 역할을 한다고 본다. 그는 환자를 위해 선의를 가지고 조금 더 노력하려 한다. 그는 자신의 역할이 두 개의 언어를 구사하는 사회사업가와 같다고 생각한다. 그는 한 측만 도우려고 하지 않으며 ICE에서 양 측을 똑같이 돕고자 함으로써 병원에 도움을 주고자 한다.

## 10. 로헬리오*Rogelio*

로헬리오는 통역사라는 자신의 직업이 바닷가 절벽 끝에 서 있는 것과 같다고 생각한다. 그는 자신의 역할이 복잡하고 매우 얽혀있다고 본다. 자신의 말이 경청되기를 바라고 자신을 표현하고자 하는 환자와, 이야기가 길어져 시간이 낭비되면 인내심을 잃는 의사 사이에서 스스로 균형을 유지해야 한다고 생각한다. 균형을 유지할 때 로헬리오는 객관성도 유지해야 한다. 그가 환자와 이야기하는데 시간을 너무 많이 소비하면 의료진은 종종 그가 환자에게 충고를 한다고 생각하거나 무슨 말을 하기에 이렇게 시간이 오래 걸리는지 궁금해 한다. 이럴 때 로헬리오는 주로 정보를 좀 더 알기 쉽게 전달하는데, 이는 “신뢰의 바탕”를 형성하기 위해서다. 환자의 목소리나 몸짓 언어를 통해 로헬리오는 환자가 자신을 신뢰하는지 지켜본다. 그는 대체로 캘리포니아 호프 병원의 환자들은 매우 친절하며 의사들은 대하기 어렵다고 생각한다. 환자는 의료진이 마음에 들지 않는 경우를 제외하고 이의를 제기하지 않는다. 또한 의료진을 신뢰하지 않으면 질문에 대답하지 않는다.

로헬리오는 통역 대상 간의 큰 차이를 인지하고 있다. 의료진과 환자의 교육 수준의 차이는 극명하지만 모든 환자가 비슷한 것은 아니다. 일부(대체로 정치적 망명가들)는 의사의 의견에 대해 이견을 제기하거나 질문을 한다. 그들은 치료에 대해 자세한 사항을 묻고 의사가 결정을 내린 이유를 알고 싶어 한다. 그리고 대안이 없는지 묻는다. 그들은 의사처럼 의학용어를 사용한다. 로헬리오는 이들에게 어려운 말을 설명하지 않아도 된다. 반면 환사의 교육수준이 낮을 때 로헬리오는 용어를 설명해주고, 의료진이 불쾌하게 받아들일 수 있는 말을 순화시킨다. 예를 들어 그는 환자가 너무 오래 기다리거나 의료진의 질문에 답을 해야 할 때 불평한다고 말한다.

그는 환자가 강의를 듣거나 예방의학을 따르는 것의 중요성을 알지 못하는 경우가 많다고 생각한다. 그들은 종종 그럴만한 가치가 없다고 생각하거나 과학적 처방이 민간요법과는 다르기 때문에 치료나 식이요법과 관련된 지시사항을 따르지 않는다. 로헬리오는 환자가 "후아나가 준 노팔선인장 주스를 마시고 치료가 되었기 때문에" 콜레스테롤 약을 먹지 않았던 경우를 떠올린다. 그는 환자의 출신국의 의료 체계를 탓한다. 멕시코에서 의사였던 로헬리오는 환자들이 건강을 지키기 위해서가 아니라 아플 때만 병원을 찾았던 것을 기억한다. 그는 환자들이 미국 의료의 예방적인 차원을 이해하지 못한다고 생각한다. 그는 미국의 시스템이 타국 출신의 환자에게 예방 의학의 가치를 설파하지 못했다고 본다. 미국의 시스템에서 의사는 늘 시간에 쫓기며 환자는 의사가 자신에게 인간적 관심을 갖고 있지 않다고 생각한다. 따라서 그들은 자신이 받는 치료를 불신하며 지시를 따르지 않는다. 로헬리오가 의학을 공부했던 멕시코에서는 병을 치료하는 것이 아니라 아픈 사람을 치료하는 것임을 배웠다.

통역사로서 로헬리오는 지시를 준수하는 것이 중요함을 환자가 이해하도록 도와야 한다고 느낀다. 시간이 걸리더라도 그는 환자에게 자신과 병원 직원 모두가 환자가 치료될 수 있도록 도울 것이라는 점을 상기시킨다. 그는 통증 단계나 의학용어 등은 환자가 이해할 수 있도록 풀어 설명해야 한다고 생각한다.

로헬리오는 환자를 돕는 데 전념하지만 시스템 내에서 자신의 임무(그리고 자신이 제공해야 하는 서비스)에 한계가 있다는 사실을 알고 있다. 그는 자신의 책상 위 전화기의 빨간 불을 보면 스트레스를 받는다. 최소한 다섯 통의 전화가 대기 중이라는 것을 알고 있다. 그는 최대한 전화통화를 빠르고 효과적으로 끝내려고 노력한다. 의사가 그를 재촉하면 그러고 싶지 않아도 환자를 재촉해야만 한다.

## 11. 비센테 *Vicente*

비센테는 자신의 역할이 광부와 같다고 생각한다. 그는 언제나 숨겨져 있는 중요한 정보를 캐낸다. 그는 가끔 정보를 얻기 위해 깊이 파고들어야 한다. 그는 통역의 대상이 매우 다양하다고 생각한다. 의료진은 말할 때 어려운 용어를 사용하며, 그는 이것을 환자가 이해할 수 있도록 쉽게 풀어주어야 한다. 환자들은 교육수준이 높지 않은데 의료진은 환자가 모든 것을 이해한다고 생각하기 때문에 통역사는 의료진에게 어떻게 환자와 대화해야 하는지 알려주어야 한다. 의료진은 또한 환자의 사회경제적 지위를 미루어 짐작한다. 예를 들어 그들은 환자에게 운전할 수 있는지 묻는다.(대부분의 캘리포니아 호프 병원 환자들은 버스나 자전거를 탄다.) 비센테는 또한 의료진이 환자의 문화적 배경에 따른 기대와 반응을 이해할 수 있도록 도와야 한다. 비센테는 언젠가 의료진이 문화적으로 부적절한 방식으로 나쁜 소식을 전하는 것을 도와야했다. 비센테는 방금 사망한 환자의 가족에게 장기 기부 요청을 하는 등 민감한 상황에서 통역을 한 적도 있다.

일부 의사는 다른 의사들보다 이 같은 상황에 더 잘 대처한다. 그러나 의사가 환자 가족을 배려하지 않거나 다들 그렇듯 시간에 쫓긴다고 생각하면 나는 "아이가 죽었으며, 더 이상 할 수 있는 것이 없다"고 말한다. 그리고 가족에게 이를 막을 수 있는 의학 지식이 있거나 병에 대해 좀 더 알 수 있으면 환자를 살릴 수 있었을 거라고 말한다. 또는 일부 장기를 교체하면 살 수 있었다고도 말한다. 그렇게 돌려 말해 장기이식으로 접근한다.

그는 의사가 응급실에서 "고혈압이십니까?"라는 질문에 네, 아니오로 대답하기를 원했던 상황을 떠올린다. 환자는 20년 전 이야기를 시작했고 이야기를 시작한 지 두 문장이 지나자 의사는 비센테에게 "그따위 얘기는 들을 필요 없다고 전해요"라고 말했다. 비센테는 상황에 도움이 되지 않을 것이란 생각에 의사의 말을 통역하지 않았다. 그보다는 네, 아니오 대답을 추궁해 마침내 대답을 받아냈다. 비센테는 그의 역할 중 하나는 환자와 의료진을 교육시키는 것이라고 강조한다. 의료진에게는 어떻게 문화적 차이를 조율하는지 알려준다. 그는 질문을 하기 전에 환자와 점차적으로 대화를 시작하고 의료진에게 이 과정 때문에 동일 언어를 사용하는 환자와 소통하는 것보다 시간이 오래 걸린다고 설명한다. 또한 그는 환자들에게 집중하고 의료진의 지시를 따르라고 안내한다.

비센테는 환자와의 의사소통이 더 쉽지만 의료진들이 "일반 환자와 다문화 환자를 다루는 데 점점 나아지고 있다"는 것을 안다. 그는 지난 15년간 의대 교과과정의 변화 때문에 이런 개선이 이루어지고 있다고 생각한다. 그는 의사들이 예전보다 덜 거만하다고 느낀다. 그는 미국 의사들이 시간에 쫓기며 늘 법률 소송의 위협에 시달린다고 생각한다. 그는 자신이 라틴아메리카 문화 내에서 존경받았던 것을 떠올리며 "라틴아메리카 문화에서 의사를 방문하는 것은 성직자를 방문하는 것과도 같다"고 말한다.

의사로서 비센테는 병원에서 사용하는 전문 용어가 환자와 의사소통하는 데 도움이 되지 않는다고 생각한다. 한 예로 통증 단계가 있다. 그는 환자가 통증을 가늠하는 것이 매우 어려울 수 있으므로 통증의 단계는 풀어서 설명해야하고, 답변을 강요해서는 안 된다고 생각한다. 즉 비센테는 자신이 양자의 의사소통을 가능하게 해주는 역할을 하며, 의사와 환자에게 서로의 문제를 이해할 수 있도록 해준다고 생각한다. 그는 자신이 불명확한 정보를 "명확히 해주는 사람"이라고 본다.

비센테는 해외에서 의사로 일한 경험이 있는 통역사 3명 중 한명이다. 통역사의 교육 수준이 매우 다양하다는 사실은 다음과 같은 질문으로 이어진다. 통역사의 교육 수준과 의료통역 시 자신의 역할에 대한 개념과는 관련이 있는가? 해외에서 의사로 일한 경험이 있는 통역사는 의학적 지식 때문에 좀 더 주인의식이 투철하고, 내용을 조정하고 확장하며 요약하는가? 교육 수준이 높은 통역사일수록 질문에 대한 자신의 이해도가 부족하다고 생각하기 때문에 의학적 질문에 대한 답을 연구하고 신중하게 접근하는가? 통역사가 자신의 역할에 대해 갖는 개념을 연구한 결과(Angelelli 2003)에 따르면, 교육 수준은 통역사의 가시성과 직접적 연관이 없는 것으로 집계되었다. 제6장의 내용을 살펴보면 위와 같은 질문에 대한 답은 모두 '아니오'라는 것을 알 수 있다. 고졸 출신의 세 통역사는 학사, 석사, 박사 출신의 통역사와 똑같이 말했다. 호아킨(고졸)과 마리아나(대졸)는 모두 자신이 남을 돕는 역할을 한다고 생각한다. 호아킨은 통증 단계의 숫자를 좀 더 구체적으로 환자에게 제시해 환자의 선택의 폭을 좁혀주고, 환자가 실제로 한 숫자를 고를 수 있도록 한다. 그는 자신이 문화적 중재자임을 알고 있으며, 이런 임무가 자신의 업무의 일부라고 생각한다. 그의 업무 확장은 사회적인 요인으로 인한 것이다. 훌리오(고졸)는 환자가 이해했다는 것을 확인할 때까지 기다린 후 다음 통역을 한다. 그는 스스로 나서서 수술 전에 사탕을 먹거나 껌을 씹어서는 안 된다고 환자의 부모에게 말하며, 흔들리는 이는 없는지 묻는다(제9장 9번 대화). 그는 환자가 이해하지 못할 것 같은 용어를 의사가 사용할 때, 이를 단순화시키거나 예시를 들어 환자의 이해를 돕는다. 콘수엘로(고졸)와 마르코스(석사)는 모두 환자의 문화에 맞는 말로 환자와의 대화를 시작하고 끝맺는다. 아네트(준이학사), 비센테(의학박사), 로헬리오(의학박사)는 모두 환자의 교육 수준의 차이를 알고 있으며 환자의 수준에 맞춰 말하고 좀 더 쉬운 말로 표현하며, (약속 시간을 적는 등) 환자를 잘 안내하려 노력한다.

이 장에서 필자는 10명의 통역사와 1명의 실장이 논한 통역사의 역할에 대해 알아보았다. 이런 논의는 준 정형화 면담 형식으로 진행되었고, 면담에서 각 통역사는 통역의 대상과 스트레스 상황에 어떻게 대처하는지, 자신의 역할에 대한 개념은 무엇인지에 대해 이야기했다. 이런 이야기를 통해 통역사들이 다른 이들(의료진과 환자)로부터 받는 인상(제3장의 Brewer 1988)에 대해 알아볼 수 있었다.(마리아나와 같은) 일부 통역사들은 환자가 이해력이 부족하기 때문에 문제가 된다고 생각한다. 이런 개념 때문에 통역사들은 이해를 도와야 할 의무를 느낀다. (호아킨과 같은) 통역사들은 의료진이 환자의 사회적 현실을 모르기 때문에 문제가 된다고 생각한다. 통증 단계나 장기 기증 요청과 같은 곤란한 상황에서 통역할 때, 통역사는 환자와 의료진의 현실에 대한 개념이 (때로는 엄청나게) 다르다고 말한다. 환자는 의료진과 다른 방식으로 통증을 가늠하며, 일부 환자에게는 나쁜 소식을 돌려 말할 필요가 있다. 통역사가 갖는 환자에 대한 개념은 그들의 가정과 사회적 배경과 함께 의미를 전달하는 데 중요한 역할을 한다(Bourdieu 1997, 제3장). 이것은 두란티의 개념화(1992)-말을 만드는 데 있어 발언자의 책임감에 대한-와 비슷한데, 이는 문맥 상 그리고 협의 하에 정의된 책임감을 말한다. 위의 면담 내용에서 볼 수 있듯이 ICE에서 말의 의미는 한 개인에 의해서가 아니라 모두의 협의를 통해 만들어져야 한다. 통역사들과의 대화를 통해 필자는 통역사가 중재하는 다문화 의사소통과 현장에서 발생하는 역할 간 충돌에 대한 다양한 관점에 대해 알게 되었고, 통역사들이 자신에게 기대되는 역할을 어떻게 인지하고 있는지 알게 되었다. 자신의 역할에 대한 이들의 관점을 통해 통역사의 업무에 대한 관찰, 자신의 행동과 신념에 대한 IPRI 기록과 함께 삼각구도로 통역사의 역할에 대한 본 연구를 마무리 지을 수 있었다.

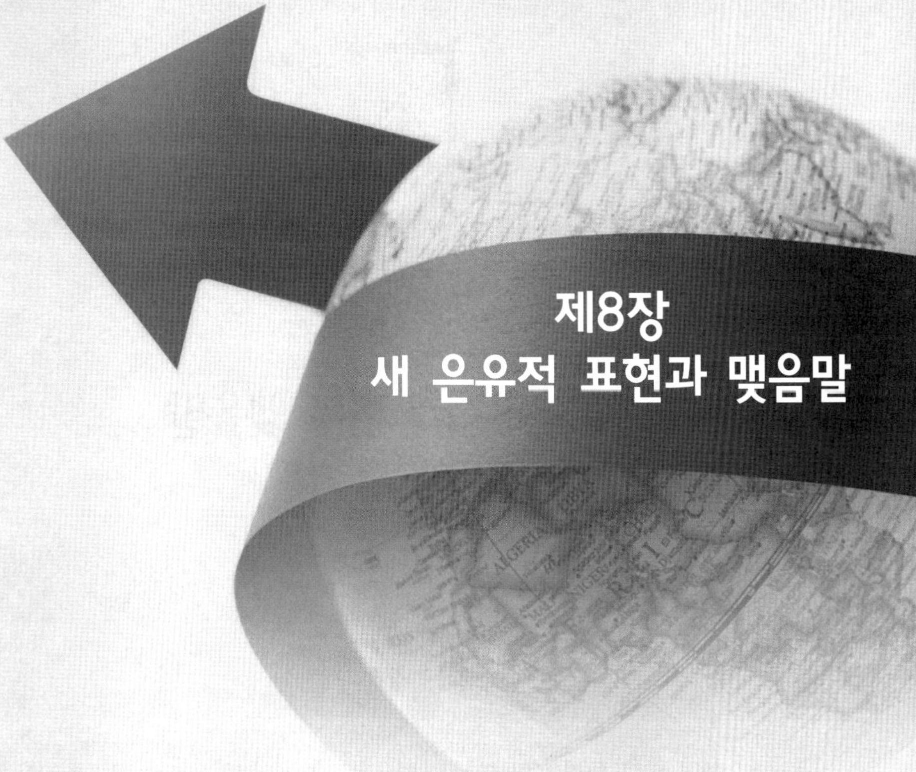

# 제8장 새 은유적 표현과 맺음말

제8장

# 새 은유적 표현과 맺음말

통역이 있는 대화(ICE)에서 통역사는 다양한 역할을 맡는다. 본고에서 이런 역할의 다양성은 통역사가 자신의 역할을 인지, 수행, 언급하는 방식을 통해 입증된 바 있다. 인터뷰와 대화 속에서 통역사가 자신의 역할을 지칭할 때 사용하는 용어를 보면 통역사의 규정된 역할(비가시적)과 실제 수행하는 역할(가시적) 사이의 긴장감을 엿볼 수 있다. 그러나 이런 긴장감은 통역사의 역할을 바라보는 인식 차원에서만 존재하고 실제 통역 현장에서는 해소된다. 본고에서 관찰한 통역사들은 통역이 있는 대화에서 가시적인 조력자 역할을 했다. 다수의 통역사들이 자신이 수행하는 다양한 역할을 다음과 같은 비유를 들어 설명했다.

## 1. 탐정같은 통역사

제6장에서 살펴보았듯이 환자는 의료진의 질문에 항상 구체적인 대답을 하는 것은 아니다. 구체적으로 어떤 질문을 해야 할지 미리 알려주지

도 않고 통역사에게 환자에 대한 정보를 요구하는 의료진도 있다. 이런 경우 통역사는 환자의 답변을 얻기 위해 질문 과정을 직접 주도하게 된다. 즉, 대답을 얻기 위해 통역사가 직접 탐정이 되어 환자를 면밀히 조사하는 것이다. 통역사는 이를 자신의 막중한 책임으로 간주한다. 왜냐하면 의료진은 환자의 답변에 따라 진료 조치를 취하게 되는데 어떤 질문을 해야 하는지 통역사에게 정확하게 알려 주지 않는 경우가 많기 때문이다. 그럼에도 불구하고 통역사는 이런 책임을 기꺼이 다하려고 한다.

이런 현상은 환자가 간호사에게 심장마비의 증상을 전화로 설명하는 상황을 다뤘던 제6장의 13번 사례에 명시되어 있다. 스페인어를 못하는 간호사는 마우로에게 환자의 집에 다른 보호자가 없는지 물어봐 달라고 부탁한다. 마우로는 환자를 제외하고 집에 있는 사람은 집주인이 유일한데 그 집주인은 스페인어만 할 줄 안다는 사실을 알게 된다. 결국 마우로는 탐정 역할을 자처하며 먼저 환자에게 질문을 한 다음, 집주인을 바꿔달라고 부탁해 환자의 상태에 대해 여러 가지 질문을 스페인어로 묻는다. 이처럼 난감한 상황에 간호사는 웃음이 난다. 필요한 정보를 다 얻은 마우로는 집주인한테 119에 신고하라고 부탁함으로써 사태가 해결된다. 이 모든 과정이 간호사의 참여 없이 이루어진 것이다.

대부분의 통역사가 받은 정규 교육은 통역서비스를 받는 의료진이 받은 교육과 다르지만 통역사는 필요하다면 탐정의 역할을 하게 된다. 통역사는 자신의 과거 경험을 활용하기 때문에 탐정 역할을 수행해야 할 때, 그 일이 얼마나 큰 책임이나 위험이 따르는 일인지 고민하며 주저하지 않는다. 통역사의 목표도 민완 탐정과 마찬가지로 사건을 해결하는 것이다.

## 2. 다용도 교량같은 통역사

다른 문화 사이에서 이루어지는 의료 대화에서 통역사는 중요한 역할을 담당한다. 통역사는 양쪽 발언자의 관점과 판단 기준을 모두 이해해야 하는 독특한 입장에 서게 된다. 의료진은 환자에게 의료서비스를 제공할 수 있는 지식을 갖고 있지만, 환자의 병력을 파악해야 비로소 그 지식을 적용할 수 있다. 때로는 통역사의 도움을 받아야만 이런 정보를 얻을 수 있다. 한편 환자는 답변을 함으로써 의료진의 지식을 완성시키고 의료진이 그 지식을 적용할 수 있도록 만들어주지만, 그 대답을 하기 위해서는 통역사에게 의존해야 한다. 그러므로 통역사는 상이한 언어와 문화권을 초월해 양쪽이 이해할 수 있는 형태로 메시지를 전달함으로써 양측이 상대방에 대한 귀중한 정보를 얻을 수 있도록 돕는다. 통역사는 환자와 의료진 양쪽 모두에게 청중이자 발언자 역할을 한다.

오늘날 미국 사회의 의료진은 시간에 쫓기는 경우가 많다. 환자의 병력을 파악하고 환자를 검진할 때 많은 의료진은 질환과의 직접적 연관성 및 진료의 효율성에 초점을 두며, 환자와의 친밀감 형성에 시간을 할애하지 못한다. 환자의 개인적 사연은 환자의 질병과 무관한 경우가 많다. 의료진은 보통 당장 필요한 정보를 얻는데 드는 최소한의 시간 외에는 환자와 이야기를 나눌 여유가 별로 없다. 그러나 먼저 의료진과 환자 사이 신뢰가 쌓이면 이 과정은 더 용이해진다. 통역사는 보통 환자의 이야기를 듣는데 기꺼이 시간을 할애한다. 환자와 의료진의 서로 다른 문화적 관점을 모두 이해하는 능력을 통해 통역사는 이 두 관점의 격차를 좁힌다. 통역사는 때때로 두 문화의 차이점을 설명하거나 다른 경우 별도의 설명 없이 양측의 문화적 차이를 바로 조정함으로써 환자와 의료진 양쪽에게 서비스를 제공한다.

제6장 7번째 사례에서 의사가 엘다에게 약이 환자한테 도움이 되었는지를 물어보라고 부탁하던 장면을 떠올려보자. 환자가 이야기를 늘어놓기 시작하자 엘다는 환자의 말을 중단시키고, 환자가 다시 질문에 초점을 맞추도록 돕는다. 엘다는 환자가 필수 정보를 제공하지 못해 결국 필요한 치료를 받지 못한 채 진료시간이 끝날까봐 걱정이 되었다. 이 사례에서 알 수 있듯이 통역사는 환자가 유관한 질문에만 초점을 맞추도

록 환자의 말을 중간에서 가로막을 수 있다. 아니면 통역사가 환자나 의사한테 자신의 전략을 설명하지 않으면서 환자의 말을 요약하거나 직접 편집해서 전달할 수 있다. 이런 경우 통역사는 자신이 다른 언어와 다른 문화권 사이를 연결하는 교량 역할을 하는 것으로 생각한다.

## 3. 다이아몬드 감정사같은 통역사

환자의 이야기는 내용이 다양하며 진료와 관련이 있거나, 관련성이 낮거나 또는 관련성이 전혀 없는 정보로 구성되어 있다. 따라서 통역사는 관련성이 있는 이야기와 관련성이 없는 이야기를 구별할 줄 알아야 한다. 환자가 이야기를 시작하면 마치 돌, 다이아몬드, 흙이 섞인 봉지를 여는 것과 같다. 비유적으로 말해 다이아몬드는 면담이 성공적으로 끝나기 위해 필요한 정보, 돌은 무관한 정보, 흙은 대화를 연결해주는 접착제 역할을 한다고 볼 수 있다.

통역사는 평범한 돌과 다이아몬드를 구별할 줄 알아야 한다. 어떤 돌은 평범한 돌처럼 생겼지만 실제로는(흙을 걷어내면) 다이아몬드이기 때문에 표면을 뚫고 볼 수 있는 능력이 요구된다. 통역이 있는 대화에서 어떤 시점에서는 흙덩어리나 평범한 돌처럼 보이는 말이 대화가 전개되면서 매우 유용한 정보(다이아몬드)일 수도 있다. 평범한 돌과 다이아몬드가 모두 흙으로 덮여있다면 돌과 다이아몬드를 구별하기란 쉬운 일이 아니다. 그렇기 때문에 통역사의 책임은 막중하다.

이는 다음에 나오는 사례에서 잘 드러난다. 환자는 통역이 있는 의료 상담에서 주요 증상으로 두통을 호소한다. 의사는 환자가 이런 두통을 얼마나 오래 앓았는지 궁금했다. 호아킨이 질문을 하자 환자는 즉시 4년 전 당했던 교통사고 이야기를 꺼냈다. 현재 두통이 그 사고와 관련이 있을 것이라고 생각했던 것이다. 이 정보가 유용할 수도 있지만, 의사가 교통사고 이야기 전체를 다 듣고 싶어 하지 않는다는 것을 호아킨은 알고 있다. 의사가 궁금한 것은 당장의 두통이 얼마나 오래 되었는지 이다. 호아킨은 환자의 교통사고 이야기를 다이아몬드가 될 가능성이 있는 돌로 여기고, 자세한 교통사고 이야기는 당분간은 의사에게는 전하지 않고 본인만 알고 있기로 결정했다(평범한 돌처럼).

## 4. 광부같은 통역사

많은 환자가 본인의 사연을 이야기하고 싶어 하지만 통역사나 의료진에게 선뜻 정보를 제공하기를 다소 꺼리는 환자들도 있다. 이런 경우 통역사가 일반적으로 정보를 요청할 때 어떤 언어적, 문화적 방식으로 질문하는 것이 적합한가를 아는 것만으로는 충분하지 않다. 통역사는 정보를 캐낼 방법을 찾아야 한다. 이런 면에서 통역사는 광부와 같다. 광부처럼 통역사도 금(필요한 정보)을 캘 때까지 계속 파낸다.

광부와 통역사 모두 금이 어딘가에 매장되어 있고, 금을 캐내기 위해서는 특별한 기술이 필요함을 알고 있다. 통역사가 비협조적인 환자를 만나는 경우도 있다. 여러 가지 질문을 받으면 압박감을 느끼는 환자들이 많다. 문진 과정에 대한 이해가 부족할 수도 있고, 단순히 질문에 대한 답을 모른다는 사실을 인정하는 것이 창피할 수도 있다. 같은 질문을 여러 방식으로 물어볼 줄 아는 것도 통역사의 능력이다. 통역사는 환자가 모호한 대답을 해도 금을 찾을 때까지 끈기를 발휘해야 한다. 이는 제6장 11번째 사례에서 간호사가 환자에게 "만성질환, 당뇨병 등에" 대해 물어보라고 비센테에게 부탁하는 상황에서 잘 드러난다. 비센테는 환자의 전체 병력을 놓고 환자와 장시간 토론에 들어간다.

이 경우 비센테는 자신이 광부의 기술을 발휘할 필요가 있음을 인지하고, 구체적인 질문을 해서 금을 발견할 수 있는 길을 환자가 열어줄 때까지 계속 답을 캐나간다. 비센테는 금맥을 찾았다는 기분이 들 때 이를 간호사에게 전한다.

## 5. 종합

본고에서 필자는 의료 환경 내 통역이 있는 대화(ICE)의 조력자로 활동하는 통역사의 모습을 제시했으며, 서로 다른 문화와 언어 사이 의사소통 속에서 통역사의 역할을 학문적 연구의 대상으로 고찰하였다. 통역사의 역할을 개념화하는 과정에서 패러다임의 변화는(비가시적인 기계적 언어전문가에서 상호작용 속에서 권한을 갖고 대화에 공동 참여하는 가시적인 존재로의 변화) 의학 문헌에서도 반영되고 있는데, 이런 문헌들은 사회적 비주류 언어 사용자에게 보건의료 서비스를 제공하는 문제를 다루고 있다. 의학 연구와 통역학 연구 두 분야 모두 이런 사안을 다룰 필요성을 역설했으며, 의료 환경에서 다른 문화 간 의사소통의 개선을 목적으로 여러 질문을 제기한 바 있다. 필자는 사회학, 사회심리학, 언어인류학 등의 분야를 아우르는 학제적(學際的) 관점을 통해 통역사의 역할을 연구하며 한 가지 질문을 제기했다. 민족지학적 접근법을 활용해 더 나은 해답을 찾을 수 있을 것이라 생각했는데 이 질문은 바로 '병원소속 통역사의 역할은 무엇인가?'이다.

본고는 대단히 복잡한 정보 처리 임무를 수행할 수 있는 통역사는 다른 언어나 문화 간 의사소통이 용이하도록 지원하는 사회적 인간이라는 사실을 입증했다. 그렇기 때문에 통역사는 문화적 표준과 사회적 청사진이 스며든 병원이라는 제도 내에서 다른 대화 참가자들과 의미를 함께 구성해 나간다. 본고에서는 다양한 정보원과 다중분석을 활용함으로써 통역사 본인이 스스로에 대해 갖는 인식으로부터 역할을 수행할 때 행동하는 방식, 그리고 자신의 역할을 언급하는 방식에 이르기까지 통역사의 역할을 조사했다.

본고에서 통역사의 가시성은 여러 단계에서 상호작용에 영향을 미쳤다. 이런 영향력은 의학정보나 개인정보를 전달하는 과정의 결과로 나타난 적도 있었고, 그렇지 않은 경우도 있었다. 통역사는 대화 참가자

중 한 명의 역할을 대신할 때, 정보를 전달하게 위해 당사자 중 한 편의 입장에 함께 설 때, 영향력을 발휘할 때, 정보를 탐색할 때, 사회적 요소로 인해 부연하거나 요약할 때, 그리고 정보의 흐름을 통제할 때 가시적인 존재가 된다.

통역사들과 면담 방식으로 대화를 나누면서 통역사 본인이나 본인의 역할에 대한 생각을 들을 수 있었다. 이런 면담을 통해 IPRI(통역사의 인간 간(間) 역할목록)에서 밝혔던 내용과 자신과 타인에 대한 통역사의 인식을 더욱 자세히 인지할 수 있었다. 통역사들은 자신들의 이야기와 여러 일화, 그리고 우려사항을 말해주었고, "부연하거나 요약해서 통역"(Wadensjo 1998)을 하는 이유도 설명해주었다. 또한 자신과 함께 대화에 참여한 다른 사람들에 대해서도 이야기 했다. 일부 통역사는 환자의 낮은 교육 수준을 문제점으로 지적했고, 다른 통역사는 환자들이 실제로 겪는 사회적 현실을 의료진이 파악하지 못한다는 점을 더 큰 문제로 꼽았다. 일부는 심지어 통역사의 사회적 계층이 환자를 이해하는 데 장애물로 작용한다고 지적했다. 캘리포니아 호프 병원의 모든 통역사는 환자와 의사의 사회적 배경에 맞춰 맞춤식 통역을 하는 방법을 알고 있었다. 일부 통역사는 스스로를 탐정, 탐험가, 광부, 교량 등으로 인식했다. 통역사가 스스로를 가시적인 존재로 인식한다는 사실과 스스로의 가시성을 행사한다는 사실은 이론적으로뿐 아니라 실제적으로도 여러 함의를 지닌다.

### 1) 이론적 시사점

인지심리학 연구에서는 통역을 매우 정교한 정보처리 과정으로 인식하고, 주로 회의통역에 중점을 두었다. 이런 연구에서 디코딩/인코딩 과정(decoding and encoding processes)의 기저에 있는 복잡성은 밝혀냈지만, 통역 행위를 통역이 실제 이루어지는 상황과 분리해서 조사했다.

그 결과 이론상의 분열이 발생했다. 통역은 단순히 인지적 행동으로만 간주되었는데 지난 10년 간 사회언어학과 접목된 연구는 공동 참여자 같은 통역사를 조명함으로써 이런 패러다임을 변화시켰다. 이런 연구는 인지심리학과 연결하지 않고 완전히 분리된 것으로 보이며 이런 분리로 인해 통역 이론 내의 분열은 더욱 심화되었다.

통역 이론은 통역이라는 의사소통 행위의 복잡성을 모두 포괄해야 하며, 통역 행위를 온전히 문맥 속에서 바라보아야 한다. 통역이 실제 이루어지는 상황의 성격상 나타나는 외부적 압력 또한 다소 간과되어 온 면이 있다. 외부적 압력은 통역사나 의료진의 전문적 준비 혹은 준비 부족으로 인해 발생한다. 통역 훈련을 받은 경험이 전무한 경우부터 현장 훈련을 이수했거나 통/번역 석사학위를 소지하는 등 통역사마다 받은 훈련의 정도가 다르다. 또한 모든 의료진이 다른 문화나 언어 사이에서 통역 등을 통해 대화하는 상황에 대비한 훈련을 받은 것도 아니다. 통합된 통역 이론은 발언자 간 교육수준의 격차와 발언자가 그 격차를 좁히려고 시도하는 방식 모두를 감안해야 한다.

그 밖에도 통역이 필요한 경우나 상황의 규범적 성격, 그리고 통역이 개입하는 상호작용에서 나타나는 사회적 제약 때문에 압력이 발생한다. 즉, 의료통역, 커뮤니티 통역, 법정통역, 회의통역을 구분하고 각 상황 속 상호작용에서 발생할 수밖에 없는 압력의 차이점을 이해하는 것이 필수적이다. 예를 들어, 법정통역 과정은 엄격한 규제를 받는다. 각 발언자는 발화순서를 반드시 지켜야하고 통역사가 다른 발언자와 대화를 하는 것도 제한된다. 하지만 의료통역의 경우는 다르다. 이처럼 다양한 상황마다 적용되는 규칙과 규제는 각 상호작용에 각기 다른 압력을 행사한다. 이는 통역 이론에서 반드시 짚고 가야 할 사안이다. 더욱이 소통의 기능(질문하기)을 각 상황에 맞는 맥락에서 이해한다면 의료상황에서 나오는 질문은 법정에서의 질문과 비교했을 때 그 목적이 매우 상이하다는 점을 분명히 해야 한다. 의료상황에서의 질문은 무엇을 알아내기 위한 것인 반면 법정통역의 경우 발언자는 예상 답변을 염두에 두고 질문을 던진다. 대화 기능의 성격과 목적은 통역에 제약적 요소로 작용한다. 이는 통역 이론이 간과해서는 안 될 중요한 점이다.

마지막으로 통역이 이루어지는 상황의 공적/사적 성격을 구분하는 것이 중요하다. 예를 들어 법정통역과 회의통역은 상황의 성격상 공적인 일이다. 두 상황 모두 청중이 있으며 통역사도 이런 사실을 인지하고 있다. 통역사는 청자의 기대에 부응하기 위해, 직업윤리를 준수하기 위해, 자신의 직업상 신뢰도를 유지하기 위해, 또는 와덴스조(1998)가 지적하듯 전문협회의 규약을 준수하기 위해 중립성을 발휘할지도 모른다. 하지만 의사-환자 간 대화를 통역할 때는 청중이 없다. 의료통역의 경우 상황 상 사적인 성격을 갖는다. 공적/사적 통역 상황에 따라 통역사에 적용되는 대화의 규칙이 달라진다. 이에 따라 통역사의 역할이 달라지며 이런 변수를 고려해 포괄적인 이론을 구축해야 한다.

따라서 통합적 통역 이론은 상호작용의 광범위한 성격과 상호작용이 발생하는 사회적 맥락과 더불어 통역사가 맡은 업무의 정보처리 측면도 고려해야 한다. 또한 통합적 통역 이론은 대화에 3명 또는 그 이상의 당사자가 존재함을 고려한다. 왜냐하면 3명의 당사자가 인간 간 관계의 공동 참여자로 서로 영향을 미치기 때문이다. 통합적 통역 이론은 이런 대화를 각 기관 내에 속한 상호작용으로 간주하며 해당 기관은 다시 사회에 속한다. 그러므로 통합적 통역 이론은 대화의 성격과(사적이든 공적이든) 이런 대화를 관장하는 의사소통의 목적과 규칙도 모두 고려한다. 새로운 통합적 통역 이론은 일부 이상적인 모델에 따라 상호작용에서 통역사의 역할을 규정하기보다 실제 현장에서 대화 참여자들이 처한 상황을 기반으로 통역사의 역할을 기술한다. 또한 통합적 통역 이론에서는 통역사를 대화 내에서 권한을 갖는 가시적인 개인으로 간주한다.

통합적 통역 이론은 서로 다른 문화나 언어 간 의사소통을 사회의 모든 단계에서 발생하는 광의의 개념으로 간주한다. 또한 통합적 통역 이론은 숙달된 수준을 달성하기 위해 통역사가 거치는 발달과정과 교육과정도 고려한다. 통합적 통역 이론은 통역기술을 평가, 측정하는 문제뿐 아니라 정보처리와 언어숙달에만 맞춰져 있는 초점을 통역행위 전체를 아우르는 문제로 확대시키는 사안도 다룬다. 왜냐하면 통역이란 사회적 및 정치적 행위이기 때문이다.

의료통역사는 때때로 사회의 소외계층에 서비스를 제공하거나 제도 내에서 특정 계층이 배제되는 현상을 방지하기 위해 노력하는 기관의 일원이다. 통역사는 다수언어와 소수언어 사용자 사이 의사소통을 촉진하는 사회의 구성원이다. 의사소통을 촉진하는 데 있어 통역사는 다른 발언자로부터 고립된 존재가 아니라 주요 역할을 수행한다. 대화의 구조에서 통역사를 분리시킨다면 이는 통합적 통역 이론의 발전뿐 아니라 다른 문화 간 대화의 발전도 저해한다. 진정한 의미의 이론을 구축하고자 한다면 서로 다른 문화나 언어 간 의사소통을 전체적으로 바라볼 필요가 있다.

### 2) 실용적 시사점

#### - 의료상황에서 다른 문화와 언어 사이 의사소통

성공적인 의사와 환자 간 의사소통은 대화가 유익하고 쉬우며, 상대방에게 서로 반응하고 참여적인 성격을 갖는다(제2장 참조). 많은 연구진이 문진 시 발생하는 상호작용에 관심을 기울여 왔다(예를 들면 의사가 환자로부터 정보를 알아내고, 다시 정보를 환자가 이해할 수 있는 방식으로 제공함). 그러나 당사자들이 서로 다른 언어를 구사하기 때문에 이런 상호작용이 통역을 통해 진행되는 경우 구체적으로 의사-환자 관계에 어떤 영향을 미치는가는 아직 연구된 바가 없다. 그러나 통상적으로 통역사가 참여하면 해당 통역사의 자질에 관계없이 당사자들 간의 격차를 좁히고 대화를 원활하게 만든다. 통역 분야에 깊숙이 뿌리박힌 통념은 통역사는 비가시적인 존재이기 때문에 통역사의 존재가 아마도 결과에 영향을 미치지 않을 것이라는 인식이었다. 그러나 현재 연구 자료에 따르면 통역사의 역할은 진료에 다양한 방식으로 영향을 미쳤을 뿐 아니라 통역사가 그 영향력을 인지하고 있음을 잘 보여준다.(통역사가 자신의 역할을 긍정적으로만 보는 경향이 있는 것은 사실이다.)

본고에서는 실제 통역이 이루어진 대화를 관찰하고 통역사들과 면담을 하는 방식으로 통역사와 의료진 사이의 관계를 연구했다. 의료진이 특정 통역사를 요청하고 자신이 누구인지 밝히면, 자주 같이 일을 하는 경우 통역사가 의료진에게 안부를 묻기도 한다(엘다: 첸 선생님, 안녕하세요?). 이는 통역사가 이미 친숙해진 환자를 대할 때도 마찬가지다. 통역사가 환자의 이름을 불러가며 환자를 맞이하고 안부를 묻는 것은 일반적인 현상이다(제6장 2번째 사례 참조). 자신의 역할에 대한 질문에 일부 통역사는 스스로를 의료진의 일부로 간주한다고 대답했고 따라서 적정한 의료서비스 제공에 자신이 기여한다 생각한다고 답했다. 통역사가 환자에게 자신을 소개할 때 병원 소속임을 밝히는 것도 이와 같은 이유에서일 것이다(제6장 3번째 사례에서 마리아나 왈: "저는 이 병원 통역사이고 카브레라 씨가 팡 선생님과 대화하시는 것을 돕겠습니다.").

모든 통역사가 이렇게 자신이 병원 측과 파트너십을 구축하고 있다고 생각하는 것은 아니다. 예를 들어 호아킨이 자신의 동료들 및 의료진과의 관계에 대해 말할 때 그는 자신이 그들과 대등한 파트너라 보지 않았고 팀의 구성원이라 생각하지도 않았다. 그는 통역사보다 의료진의 사회경제적 지위가 높다고 생각하며(제7장, 호아킨) 통역사는 의료상담에서 대화를 성사시키는 목적을 위해서만 그 자리에 있는 것이라 본다. 또한 콘수엘로 등 다른 통역사의 경우 의료진이 특정 통역사를 지명하거나 의료진 팀에 소속되는 것을 반드시 바라지 않는다. 콘수엘로는 의료진이 여러 통역사 중에서 자신을 구체적으로 지명할 때 불편한 감정이 든다. 자신을 요청했다는 사실을 자랑스럽다기보다 오히려 부담스럽게 느끼는 것이다. 콘수엘로는 통역 일에서 개인적인 관계를 배제하고 싶어 하며 의료진이 구체적으로 자신에게 의존한다는 느낌을 받고 싶어 하지 않는다. 그녀는 의료진과 환자 모두 특정한 통역사를 요청할 수 없어야 한다고 생각하는데 그 이유는 특정한 통역사를 요청한다는 사실은 자신의 관점에서 볼 때 바람직하지 않은 개인적인 유대 관계가 형성되었음을 나타내기 때문이다.

현재 우리 사회와 같은 다문화적 환경에서는 두 명의 발언자가 서로 같은 언어를 구사하지 못할 확률도 높다. 다양한 인구에게 서비스를 제공하는 기관은 원활한 의사소통을 위한 통역의 필요성을 인지하고 이를 제공해야 한다. 따라서 이와 관련된 의료진의 교육도 필요한 실정이다.

- 의료진의 교육

의료진의 교육에서는 다른 문화적/언어적 배경 출신의 환자라고 해서 자동적으로 문제가 되는 것이 아니라는 사실을 강조해야 한다. 많은 의료진이 다문화적 환경에서 의료 서비스를 제공하고 있으므로 의료진의 교육에 통역사를 통한 다른 문화 간 대화에 대한 내용을 포함시키는 것이 중요하다. 이런 교육을 받은 의료진은 의료통역사와 함께 일하는 상황이 발생했을 때 통역사의 서비스로부터 최대한의 혜택을 얻어낼 수 있다. 예를 들어 의료진은 통역사를 통해 환자의 사고방식이나 문화적 규범을 파악할 수 있다. 통증의 단계를 비롯해 의료 환경에서 자주 사용하는 요소 중 많은 부분은 다른 문화에서는 통용되지 않는다. 정보를 구하고 유대감을 구축하기 위해 통역사를 통해 환자와 관계를 형성하는 방법을 배우는 것도 환자와 신뢰를 쌓는 방법이다. 많은 문화권에서는 나쁜 소식을 직접적으로 전달하는 것이 부적절하다고 간주되기 때문에 환자는 이런 행동을 하는 의료진을 곱게 바라보지 않을 수 있다. 이런 현상을 방지하기 위해서는 의료진의 교육에 타 문화의 관점과 배경을 포함해야 한다. 또한 통역사에 대한 의료진의 교육에서 또 하나의 중요 사항은 통역사가 의사소통을 촉진하는 의료상담에서 의료진은 자신이 모든 대화 내용을 완전히 제어하지 못할 수 있음을 인지해야 한다는 점이다.

미국처럼 지속적으로 다문화성이 높아지는 사회에서 의료진은 통역사를 통해 대화를 하는 비중이 점차 높아지고 있다. 의료진의 교육은 문화적 다양성 외에도 통역사와 대화를 나누는 법 및 통역사에게 또는 통역사를 통해 이야기하는 법을 포함해야 한다. 의료진은 환자의 식단에 대한 정보를 구하기 위해 통역사에게 단순히 환자의 "식단에 대해" 물어보라고만 이야기하는 경우 자신이 그 후 이어지는 일련의 질문을 통제할 수 없음을 인지해야 한다(의료진은 통역사에게 어떤 점을 탐색하고 어떤 점을 무시할 것인지에 대한 결정권을 허락하는 것이다). 이는 통역사에게 막대한 책임을 부과한다. 의료진이 더 구체적으로 질문을 한다면 통역사는 이를 통역하면 되고, 의료진은 환자로부터 얻기를 바라는 정확한 정보를 통제할 수 있다. 즉, 통역사는 문화적 간극을 메우고 의료진은 자신의 책무에 대한 통제를 유지할 수 있는 것이다. 이는 의료진이 의료상담을 이끌어나갈 수 있게 할뿐 아니라 의료통역사의 부담을 덜어주며, 따라서 환자에게 가장 도움이 되는 대화를 진행할 수 있게 된다.

제2장에서는 통역사의 존재가 의사-환자 관계에 미칠 수 있는 영향을 살펴보았다. 또한 제6장에서는 다양한 단계로 나타나는 통역사의 가시성을 짚어보았고 가시성의 증가가 개인적 및 기술적 정보의 전달 및 그에 따라 의료상담에서 형성되는 관계에 어떤 영향을 미치는지 모색했다. 이런 영향을 자연적인 결과라 여길 수도 있겠지만 통역사도 대화 상황의 공동 참여자이며 따라서 공동 발언자임을 감안하면 분명 이런 통역사의 역할이 일정한 영향을 미치기 마련이다. 제6장에서 제기한 자료에서 볼 수 있듯이 통역사의 개입이 낳는 결과에 대해서는 아직 알려진 바가 적다. 예를 들어 통역사가 일시적으로 의료진이나 환자의 역할을 맡는 경우 어떻게 되는가? 의료 교육을 전혀 받은 적이 없는 통역사는

의료 사안을 다루는 책임감에 대해 어떻게 느끼는가? 통역사가 자신의 목소리를 잠시 대신하게 되는 상황에 대해 의료진은 어떻게 생각하는가? 이런 일련의 의문사항은 다음과 같은 질문으로 다시 이어진다. 통역이 진행되는 의료상담에서 통제권을 쥐고 있으며 이를 유지하는 자는 누구인가? 즉, 어떤 정보가 의료상담에서 관련성이 있고 중요하며 어떤 정보는 여과해도 되는지를 결정하는 것은 의료진인가 통역사인가? 통역사가 환자의 이야기를 편집해서 어떤 정보가 현재 다루는 의료 사안에 관련성이 있는지를 결정한다면 이런 중요한 결정을 내리는 것은 통역사의 몫이다. 그렇다면 무엇을 기준으로 결정을 내리는가? 자신의 의견 및 경험, 또는 과학적 지식을 기준으로 하는가? 제6장에서 이미 보았듯이 이런 현상에 대한 책임은 통역사에게만 있지 않다. 의료진은 자신이 필요한 수준의 정보를 구하기 위해 만성 질환에 대해 직접 질문하는 대신 "만성 질환 등에 대해 물어 보세요"라고 위임함으로써 통역사에게 질문자 자격(및 권한)을 넘기기 때문이다. 그러나 이런 권한 위임은 의료진이 매일 함께 일을 하는 통역사에 대해 갖는 신뢰감이나 믿음을 상징하는 것이라 볼 수도 있다. 이처럼 의료진과 동등한 입장에 서 있다는 느낌을 받을 때 통역사는 자신이 병원 인력의 일원이라는 소속감을 느낀다. 그러나 의료상담 대화에서 과도한 책임을 넘겨받는 통역사는 의도치 않게 환자의 오해를 초래할 수 있으며 이는 오히려 역효과를 낸다. 달리 말하면, 통역사는 의료진과 환자 사이 격차를 좁히기는커녕 자신도 모르는 사이 오히려 그 격차를 벌릴 수도 있다.

그러나 통역이 있는 대화는 단일 언어 대화에 비해 시간이 오래 걸린다는 점은 의심의 여지가 없다. 다양한 언어를 쓰는 환자들이 있을 때 통역사를 이용하는 것이 의료진과 환자가 의사소통을 할 수 있는 유일한 방법이지만, 시간에 민감한 일부 병원 운영진은 통역 때문에 진료시간이 길어지는 상황을 단점으로 간주하기도 한다. 또한 환자는 통역사를 통해서만 의료진과 의사소통을 할 수 있지만, 동시에 통역사는 그럴 의도가 아니었다 해도 자신을 동정하거나 함부로 대하는 느낌을 받을 수 있기 때문에 환자 입장에서 통역사의 존재는 양날의 칼일 수 있다.

진료 시 환자와 의료진의 관계에 미치는 통역사의 영향력은 긍정적이거나 부정적일 수 있다. 통역사가 제공하는 서비스를 십분 활용하기 위해서 의료진은 통역사 이용에 대한 교육뿐 아니라 의료 환경 속에서 문화적 차이로 발생하는 문제에 관한 훈련도 받아야 한다. 의료통역사를 통한 대화 상황에 대한 교육은 실제 진료 시 통역이 이루어지는 상황에서 진료시간을 단축할 수 있을 뿐 아니라 의료통역 환경에서 발생할 수 있는 오해의 빈도를 최소화할 수 있다는 장점도 있다.

- 통역사의 교육과 인증

미국에서 통역 훈련을 받을 수 있는 기회는 주로 회의통역이나 법정통역 과정 혹은 일반적인 통/번역학 입문과정에서 제공되어왔다. 학사과정 프로그램(예: UCLA) 및 석사과정 프로그램이 있다(몬트레이 국제대학원의 경우 회의통역 전문 프로그램 및 법정통역 인증서 제공). 또한 (보험 등) 특정 주제나(의학용어 등) 전문용어 관련 인증프로그램이나 워크샵 등의 단기과정 프로그램도 있다. 이런 단기과정 프로그램은(랭귀지라인서비스*Language Line Service* 등) 민간 전화통역 서비스업체에서 제공한다. 교육의 기회 제공 면에서 오랜 역사를 지니고 있는(회의통역, 법정통역 등) 다른 통역분야와 달리 의료통역 훈련프로그램은 아직 걸음마 단계다. 뉴욕대, 몬트레이 국제대학원, 메사추세츠 대 애머스트 캠퍼스 등의) 일부 의료통역 과정에서는 통역사가 특정 시간 동안 강의를 자택에서 들을 수 있도록 온라인 교육 프로그램을 시작했다. 교과과정에는 의학용어와 진료표준과 절차*standards of practice* and *protocol* 교육이 포함된다. 일대일 통역 훈련은 순차통역 환경에서 이루어진다. 캘리포니아의료통역사협회*California Healthcare Interpreters Association (CIILA)*에서는 의료통역사의 윤리적 책임에 관한 워크샵과 CIHA 진료표준 및 윤리강령 실천법에 관한 교육 프로그램도 제공한다.

의료통역의 고유한 특성은 통역 전반에 대한 논의에서 주목받지 못하는 경우가 종종 있다. 이렇게 간과되는 의료통역의 고유한 특성 중 하나는 바로 대화적(Wadensjo 1998) 특성으로, 이는 의료통역에서 통역사가 대화에 참여하는 양측 발언자의 모국어를 넘나들며 양측 발언자를 위해 동일하게 일한다는 사실을 나타낸다. 의료통역의 다른 고유한 특성으로는 의미의 공동 구성과 대화 참여자들 간 권한의 격차가 있다(Angelelli 2003a). 이런 고유한 특성 때문에 통역사는 의미란 발언자와 동떨어져 존재하는 것이 아니며, 대화에 참여할 때 모든 발언자가 같은 지위를 누리는 것은 아니라는 사실을 인지해야 한다. 의료통역의 또 다른 특징은 통역사는 발언자들이 속한 서로 다른 언어공동체에 맞춰 이야기를 해야 한다는 점이다(Hymes 1974, Angelelli 2000). 즉, 두 발언자(의료진과 환자)에게 말을 할 때, 통역사는 사용하는 언어를 바꿔야 할 뿐 아니라 두 발언자 간 언어 사용역*register*과 교육수준의 격차 역시 고려해야 한다. 요약하면, 다른 유형의 통역과 차별화되는 의료통역의 특성에 대한 연구는 거의 없으며 통역에 관한 논의 시 좀 더 일반적인(기억력, 노트테이킹 등의) 통역기법에 비해 뒷전으로 밀려 간과되는 경우가 많다.

현재 미국에서 통역사 교육을 전문적으로 하는 기관들도 통역기술 훈련에 중점을 두는 만큼 다양한 문화권에서 의사소통을 촉진하는 역할을 할 개인 양성에는 중점을 두고 있지 못하다. 석사든 학사든 인증 프로그램이든 관계없이 모든 교과과정은 실질적인 성격을 갖추어야 한다. 정보처리 기술이나 전문용어 등 특정 분야에 대한 훈련은 진행되고 있으나 다재다능한 통역사 양성에는 초점이 맞춰져 있지 않다. 교육을 훈련과 혼동하고 있는 것이다.

다른 문화 간 의사소통, 인간 연결 관계 및 사회심리학에 관한 교과과정을 통해 통역과정을 수강하는 학생은 자신이 나중에 직접 참여하게 될 다양한 종류의 통역 상황에 노출될 수 있다(통역의 맥락화). 사회언어학과 담화분석의 교과과정을 통해 학생들은 의미와 그 의미가 대화 당사자에 의해 구성되는 방식을 쟁점화하는 능력을 키울 수 있다. 자동으로 생성되는 한 가지 의미만 있을 뿐이라고 가르치기보다 의미의 공동구성을 쟁점화하는 능력을 키우도록 가르침으로써 학생들의 분석력과 비판적 사고력을 키울 수 있고, 또한 의미 구성에서 통역사가 수행하는 중요 역할에 대한 학생들의 인식을 고취할 수 있다. 방언학, 언어의 다양성, 언어 사용역 등에 대한 교과과정은 학생들이 언어 사용과 언어 구사자를 맥락 안에서 이해하는 데 도움이 된다. 통역사가 일하게 될 환경과 관련된 문제를(권한 불균형, 기관의 문화, 절차, 윤리 등) 다루는 교과과정을 통해 학생들의 실전 준비 능력을 향상시킬 수 있다. 이런 통합적 교육은 또한 예비 통역사인 학생들을 평가 및 인증하는 방식에도 영향을 미친다.

현재 통역사 인증과정에서는 순차통역과 동시통역 능력을 평가한다. 또한 인증을 받으려는 양쪽 언어의 전문용어 사용과 기억력도 평가대상이다. 인증 절차에서 평가할 가치가 있는 유일한 기술은 언어적인 실력과 정보처리 기술이라는 것이 일반적인 생각이지만 통역이란 담화과정(Roy 2000)이자 동시에 상호작용(Wadensjo 1998)이라는 사실을 간과해서는 안 된다. 따라서 통역사의 평가과정에는 사람과 사람을 연결시키는 통역사의 역할을 포함시켜야 한다. 통역사가 취하는 노선, 통역사의 영향력, 신뢰, 존중 문제 역시 간과하지 말고(Angelelli 2003) 통역사 인증 및 평가의 일부로 반영해야 한다. 이렇듯 광범위한 평가 절차는 사회의 모든 면에서 의사소통이 필요한 사람들의 소통을 도울 준비를 잘 갖춘 전문가들을 양성해내는 결과를 낳을 것이다.

- 전문협회

사람 사이를 연결시켜주는 통역사의 역할을 충분히 이해함으로써 전문협회는 협회 회원인 통역사들 및 비주류 문화권의 구성원들에게 더 나은 서비스를 제공할 수 있다. 전문협회는 통역사의 역할이 무엇인지 이론적으로만 규정하기보다 통역사가 실제 일하는 다양한 환경 속에서 통역사의 역할을 조명하고 이해하는 연구를 장려 및 지원할 수 있다. 각기 다른 통역 환경 때문에 발생하는 압박과 제약은 발언자 3명 모두의 관점에서 고려해야 한다. 통역 시 상호작용과 인간 간 관계에서 발생하는 어려움을 다루고, 통역사의 권한을 인정하며, 또한 이런 권한이 통역사가 일하는 다양한 환경에서 어떻게 작용하는지에 대한 연구를 더 많이 해야 할 필요가 있다.

본 연구를 진행할 당시는 캘리포니아 호프 병원이 전화통역의 선두주자였으며 현재 미국 내 여러 기관이 전화통역 서비스를 제공하고 있다. 그러나 표준관행을 관장하는 통역사 전문협회에서도 전화통역은 거론조차 하지 않는 사안이다. 전화통역 서비스를 옹호하는 측은 생산성 증가율과 실용성을 찬성의 논거로 제시한다. 한편, 전화통역 서비스의 반대자들은 전화통역에서는 인간적 요소가 사라진다고 주장한다. 본고에서는 직접 면담 대화나 전화통화 상황이나 관계없이 모든 종류의 의료통역에서 사회적 요소의 상호작용이 일어남을 보여주었다. 통역사의 물리적 존재(혹은 존재의 부재)가 ICE 상황에서 신뢰할 수 있는 의미구성에 어떤 영향을 미치는지를 완전히 이해하려면 후속 연구가 필요하다. 안타깝게도 현 규범주의*prescriptivism* 하에서 전문협회는 실제 현장에서 발현되는 통역사 역할의 복잡성을 그대로 다루는 것을 허용하지 않는다.

## 6. 우려사항과 궁금증 재검토

캘리포니아 호프 병원 통역사의 역할에 대한 본 연구에서 통역사는 자신이 중재하는 대화의 가시적인 공동참여자이며, 사회적 요소의 상호작용으로 실체적 역할을 수행한다는 사실을 제시했다. 그렇게 함으로써 통역사는 서로 다른 언어를 사용하는 발언자 사이에서 의사소통을 협력적으로 중재하며, 동시에 자신이 일하는 기관의 규율을 준수한다.

의사소통 능력만큼 우리 삶에 큰 영향을 미치는 능력은 없다. 우리가 오늘날 살아가는 다언어, 다문화 사회에서 많은 사람들이 통역사의 도움을 받아야만 자신의 의사소통 능력을 행사할 수 있다. 통역사는 다수언어와 소수언어 사용자 사이의 의사소통을 돕는 조력자다. 모든 의사소통 상황에는 힘의 격차가 존재한다. 통역사를 의사소통의 공동참여자와 공동건설자로 보는 새로운 패러다임에서 본고는 가시성으로 발현되는 통역사의 권한을 조명하였다. 본 연구에서는 통역이 있는 대화에서 가시적인 통역사들이 의사소통 중재에 얼마나 중요한 역할을 하는 가 살펴보았다. 이런 경우, 의사소통 참가자들이 어떤 가정을 내리고 현실에 대한 이런 인식이 대화에 어떤 영향을 미치는지 알아보았다. 대화, 즉 상호작용은 사회적 공백상태에서 발생하지 않는다. 한 기관에서 발생하는 상호작용에서(그 기관은 기관이 속한 사회의 일부이다) 중립성과 비가시성이라는 허구가 왜 유지될 수 없는지 살펴보았다.

캘리포니아 호프 병원에서 목격한 통역이 있는 모든 대화에는 사회의 소외계층이 참여했으며 가시적인 통역사는 이런 모든 상황에서 조력자 역할을 수행했다. 사회적 소외계층과 지배층 사이에 대화가 이루어지면 힘의 격차가 드러난다. 통역사를 비가시적인 존재로 인식해 이런 힘의 격차를 간과하거나 부정하면 힘의 격차가 존재하는 상황은 계속 지속된다. 통역사, 전문협회, 교육기관 그 중 어느 하나도 이 문제를 해결할 책임을 홀로 질 수 없다. 다른 문화 간 의사소통은 우리 모두에 영향을 미친다. 사회의 구성원으로서 우리는 통역사를 비가시적인 존재로 인식하려고 하는 이유가 무엇인지, 또한 통역은 사회적 요소의 여파와 무관하다고 생각하는 이유가 무엇인지에 대해 자문해 볼 필요가 있다. 통역사의 가시성 문제를 연구하는 것은 통역계에 주어진 이데올로기적 책무이다. 또한 비가시성의 이데올로기를 타파하는 것은 우리 모두가 맡아야 할 정치적 책무다.

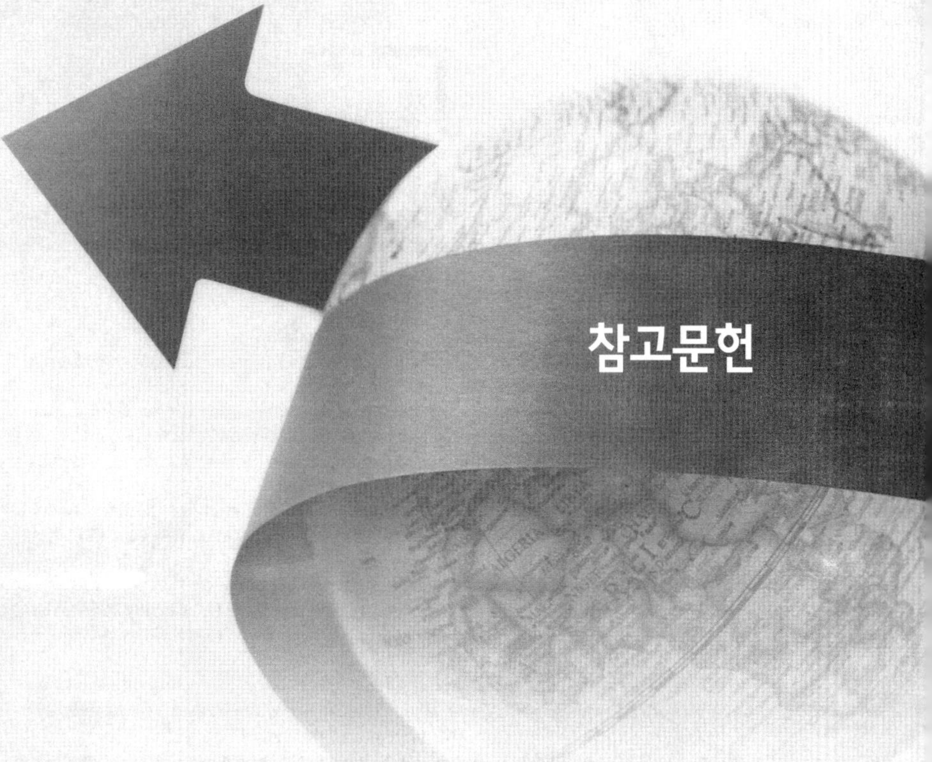

# 참고문헌

# 참고문헌


AIIC. 2002. *Annuaire 2002.* Geneva, Switzerland: AIIC.

Adler, H. 2002. The sociophysiology of caring in the doctor-patient relationship. *Journal of General Internal Medicine* 17: 874–81.

Allen, J. 2000. Worlds and words apart. *LA Times*, November 6, 2000. (Active November 6, 2000.) http://www.latimes.com/print/health/20001106/t000106263.html

Angelelli, C. V. 2000. Interpreting as a communicative event: a look through Hymes' lenses. *Meta (Journal des Traducteurs)* 45 (4): 580–92.

2001. Deconstructing the invisible interpreter: a critical study of the interpersonal role of the interpreter in a cross-cultural/linguistic communicative event. PhD diss., Stanford University.

2003. The interpersonal role of the interpreter in cross-cultural communication: a survey of conference, court, and medical interpreters in the US, Canada and Mexico. In *The Critical Link 3. Interpreters in the Community*, 15–26. John Benjamins: Amsterdam.

2003a. The visible collaborator: interpreter intervention in doctor/patient encounters. In M. Metzger, ed. *From Topic Boundaries to Omission: New Research on Interpretation.* Washington, DC: Gallaudet University Press.

Baker, D., R. Hayes, and J. P. Fortier. 1998. Interpreter use and satisfaction with interpersonal aspects of care for Spanish-speaking patients. *Medical Care* 36 (10): 1461–70.

Barnett, S. 2002. Cross-cultural communication with patients who use American Sign Language. *Family Medicine* 34 (5): 376–82.

Becker, A. 1995. *Beyond Translation: Essays towards a Modern Philology.* Michigan: University of Michigan Press.

Berk-Seligson, S. 1990. *The Bilingual Courtroom: Court Interpreters in the Judicial Process.* Chicago: University of Chicago Press.

Bolden, G. 2000. Toward understanding practices of medical interpreting: interpreters' involvement in history taking. *Discourse Studies* 2 (4): 387–419.

Bourdieu, P. 1977. *Outline of a Theory of Practice*, 1st edn. Cambridge Studies in Social Anthropology 16. Cambridge: Cambridge University Press.

1990. *In Other Words: Essays Towards a Reflexive Sociology.* Trans. Matthew Adamson. Stanford, CA: Stanford University Press.

1991. *Language and Symbolic Power.* Cambridge, MA: Harvard University Press.

Brewer, M. B. 1988. A dual process model of impression formation. In J. Thomas K. Srull and Robert S. Wyer, eds. *Advances in Social Cognition*, vol. I: 1–36. Hillsdale, NJ: Lawrence Erlbaum.

Buber, M. 1970. *I and Thou*. Trans. Walter Kaufmann. New York: Charles Scribner's Sons.
Byrne, P. S. and B. E. I. Long. 1976. *Doctors Talking to Patients: a Study of the Verbal Behaviours of Doctors in Consultation*. London: HMSO.
Cambridge, J. 1999. Information loss in bilingual medical interviews through an untrained interpreter. *The Translator* 5 (2): 201–19.
Campbell, T. L., S. H. McDaniel, K. Cole-Kelly, J. Hepworth, and A. Lorenz. 2002. Family interviewing: a review of the literature in primary care. *Family Medicine* 34 (5): 312–18.
Candace, C. 1990. Emotions and micropolitics in everyday life. In T. D. Kemper, ed. *Research Agendas in the Sociology of Emotions*, 305–33. Albany: SUNY Press.
Candib, L. 1995. *Medicine and the Family: a Feminist Perspective*. New York: BasicBooks.
CHIA Standards and Certification Committee. 2002. *California Standards for Healthcare Interpreters: Ethical Principles, Protocols, and Guidance on Roles & Intervention*. The California Endowment: California.
Davidson, B. 1998. Interpreting medical discourse: a study of cross-linguistic communication in the hospital clinic. PhD diss., Stanford University.
2000. The interpreter as institutional gatekeeper: the social-linguistic role of interpreters in Spanish–English medical discourse. *Journal of Sociolinguistics* 4 (3): 379–405.
2001. Questions in cross-linguistic medical encounters: the role of the hospital interpreter. *Anthropological Quarterly* 74 (4): 170–8.
Duranti, A. 1992. Intentions, self and responsibility: an essay in Samoan ethopragmatics. In Hill and Irvine 1992: 24–47.
Engel, G. L. 1988. How much longer must medicine's science be bound by a 17th-century world view? In White 1988.
Feagin, J. 1991. The continuing significance of race: anti-black discrimination in public places. *American Sociological Review* 56: 101–16.
Festinger, L. 1954. A theory of social comparison processes. *Human Relations* 7: 117–40.
Ferguson, W. J. and L. M. Candib. 2002. Culture, language, and the doctor-patient relationship. *Family Medicine* 34 (5): 353–61.
Fiske, S. T. and S. E. Taylor. 1991. *Elements of Social Cognition*. New York: McGraw Hill.
Flores, G. 2000. Culture and the patient-physician relationship: achieving cultural competency in healthcare. *Journal of Pediatrics* 136: 14–23.
Foschi, M. and E. Lawler, eds. 1994. *Group Processes: Sociological Analyses*. Chicago: Nelson-Hall.
Frey, J. 1998. The clinical philosophy of family medicine. *American Journal of Medicine* 104: 327–9.
García, A. 2000. Remote telephone interpreting system implemented at Santa Clara Valley Medical. *CHIA Newsletter* 2 (2): 1.
Ginsberg, C., V. A. Martin, Y. Shaw-Taylor, and C. McGregor. 1995. *Interpretation and Translation Services in Health Care: a Survey of US Public and Private Teaching Hospitals*. Washington, DC: National Public Health and Hospital Institute.
Goffman, E. 1981. *Forms of Talk*. Philadelphia: University of Pennsylvannia Press.

Heath, C. 1992. The delivery and reception of diagnosis in the general-practice consultation. In P. Drew and J. Heritage, eds. *Talk at Work*, 580. Cambridge: Cambridge University Press.
Hill, J. and J. Irvine, eds. 1992. *Responsibility and Evidence in Oral Discourse.* Cambridge Studies in the Social and Cultural Foundations of Language. Cambridge: Cambridge University Press.
Hill, J. and O. Zepeda, 1992. Mrs. Patricio's trouble: the distribution of responsibility in an account of personal experience. In Hill and Irvine 1992: 197–226.
Hochschild, A. 1983. *The Managed Heart: Commercialization of Human Feeling.* Berkeley: University of California Press.
Hornberger, J., C. Gibson, W. Wood, C. Degueldre, I. Corso, B. Palla, and D. Bloch. 1996. Eliminating language barriers for non-English-speaking patients. *Medical Care* 8: 845–56.
Hymes, D. 1974. *Foundations in Sociolinguistics.* New Jersey: University of Pennsylvania Press.
Irvine, J. 1992. Insult and responsibility: verbal abuse in a Wolof village. In Hill and Irvine 1992: 105–34.
Jacobs, E., D. Lauderdale, J. Meltzer, J. Shorey, W. Levinson, and R. Thisted. 2001. Impact of interpreter services on delivery of healthcare to limited-English-proficient patients. *Journal of General and Internal Medicine* 16: 468–74.
Kaufert, J. and R. Putsch. 1997. Communication through interpreters in healthcare: ethical dilemmas arising from differences in class, culture, language and power. *The Journal of Clinical Ethics* 8 (1): 71–87.
Kuo, D. and M. Fagan. 1999. Satisfaction with methods of Spanish interpretation in an ambulatory care clinic. *Journal of General and Internal Medicine* 14: 547–50.
LeCompte, M. and J. Schensul. 1999. *Analyzing and Interpreting Ethnographic Data.* Walnut Creek: Altamira.
Lee, S. J., A. L. Back, S. D. Block, and S. K. Stewart. 2002. Enhancing physician-patient communication. *Hematology* 1: 464–90.
Levy, E. 1999. A social-pragmatic account of the development of planned discourse. *Human Development* 42 (5): 225–47.
Marcus, E. 2003. When a patient is lost in the translation. *New York Times.* New York: F7.
Manson, A. 1988. Language concordance as a determinant of patient compliance and emergency room use in patients with asthma. *Medical Care* 26: 1119–28.
Marx, K. 1993. *Capital.* Provo, Utah: Regal Publications.
Massachusetts Medical Interpreters Association. 1995. *Medical Interpreting Standards of Practice.* Boston: Massachusetts Medical Interpreters Association.
Metzger, M. 1999. *Sign Language Interpreting: Deconstructing the Myth of Neutrality.* Washington, DC: Gallaudet University Press.
Miles, M. B. and A. M. Huberman. 1984. *Qualitative Data Analysis: a Sourcebook of New Methods.* Beverly Hills, CA: Sage.
NAJIT. 2003. *Code of Ethics and Professional Responsibilities.* http://www.najit.org/ethics.html
Niebhur, H. R. 1963. *The Responsible Self.* New York: Harper and Row.
Prince, C. 1986. Hablando con el doctor: communication problems between doctors and their Spanish-speaking patients. PhD diss., Stanford University.

*Random House Webster's Dictionary*. 1997. 1st edn. New York: Random House Publishers.

Reddy, M., ed. 1979. *The Conduit Metaphor: a Case of Frame Conflict in our Language about Language*. Cambridge: Cambridge University Press.

Ridgeway, C. 1993. Legitimacy, status and dominance in groups. In S. Worschel and J. Simpson, eds. *Conflict between People and Groups*, 110–27. Chicago: Nelson-Hall.

1994. Affect. In Foschi and Lawler 1994: 205–30.

Rivadeneyra, R., V. Elderkin-Thompson, R. C. Silver, and H. Waitzkin. 2000. Patient centeredness in medical encounters requiring an interpreter. *American Journal of Medicine* 108: 470–4.

Rosenberg, E., M. Lussier, and M. Beaudoin. 1997. Lessons for clinicians from physician-patient communication literature. *Archives of Family Medicine* 6: 279–83.

Rosenhan, D. L. 1973. On being sane in insane places. *Science* 179: 250–8.

Roter, D. 2002. Three blind men and an elephant: reflections on meeting the challenges of patient diversity in primary care practice. *Family Medicine* 34 (5): 390–3.

Roy, C. 1989. A sociolinguistic analysis of the interpreter's role in the turn exchanges of an interpreted event. PhD diss., Georgetown University, Washington, DC.

2000. *Interpreting as a Discourse Process*. New York and Oxford: Oxford University Press.

Sacther, S. and J. Singer. 1962. Cognitive, social and psychological determinants of emotional state. *Psychological Review* 69: 379–99.

Seleskovitch, D. and M. Lederer. 1989. *Pédagogie raisonnée de l'interprétation*. Brussels: Didier Erudition Opoce.

Shuy, R. 1976. The medical interview: problems in communication. *Primary Care* 3: 365–86.

Smith-Lovin, L. 1990. Emotion as the confirmation and disconfirmation of identity: an affect control model. In T. D. Kemper, ed. *Research Agendas in the Sociology of Emotions*, 238–70. Albany, NY: SUNY Press.

Stewart, M. A. 1995. Effective physician-patient communication and health outcomes: a review. *Canadian Medical Association Journal – Journal de l'Association médicale canadienne* 152 (9): 1423–33.

Stouffer, S. A., E. A. Suchman, L. C. DeVinney, C. A. Star, and R. M. Williams. 1949. *The American Soldier: Adjustment during Army Life*, vol. I. Princeton, NJ: Princeton University Press.

Tannen, D. 1984. *Conversational Style: Analyzing Talk among Friends*. Norwood, NJ: Ablex.

US Census. 2000. Language spoken at home and ability to speak English for the population 5 years and over by state: 2000.

Van Maanen, J. 1988. *Tales of the Field: on Writing Ethnography*. Chicago: University of Chicago Press.

Vygotsky, L. 1934 (Rpt. 1986). *Thought and Language*. Trans. Alex Kozulin. Cambridge, MA: MIT Press.

1978. *Mind in Society: the Development of Higher Psychological Processes*, ed. M. Cole, V. S. Steiner, S. Scribner, and E. Souberman. Cambridge, MA: Harvard University Press.

Wadensjö, C. 1992. Interpreting as interaction: on dialogue-interpreting in immigration hearings and medical encounters. PhD diss., Linköping University: Linköping Studies in Arts and Science.

1995. Dialogue interpreting and the distribution of responsibility. *Hermes, Journal of Linguistics* 14: 111–29.

1998. *Interpreting as Interaction*. New York: Addison Wesley Longman Inc.

Weber, W. 1984. *Training Translators and Conference Interpreters*. New York: Harcourt Brace Jovanovich, Inc.

Webster, M. and M. Foschi, eds. 1998. *Status Generalization: New Theory and Research*. Stanford: Stanford University Press.

White, K. 1988. *The Task of Medicine: Dialogue at Wickenburg*. Menlo Park, CA: The Henry Kaiser Foundation.

Wittgenstein, L. 1931/1980. *Culture and Value*. Trans. Peter Winch, ed. G. H. von Wright. Oxford: Basil Blackwell.

Wong, D. and D. Shen. 1999. Factors influencing the process of translating. *Meta* 44 (1): 78–100.

Yee, L., M. Diaz, and T. Spitzer. 2003. California Assembly Bill 292. Info.sen.ca.gov/pub/bill/ASM/ab_0251_0300/ab_292_bill_20030206_introduced.html

Zoppi, K., and R. M. Epstein. 2002. Is communication a skill? Communication behaviors and being in relation. *Family Medicine* 34 (5): 319–24.

# 의료통역 입문

## 문화간 의사소통, 어떻게 하나?

초판 인쇄 2009년 8월 20일
초판 발행 2009년 8월 30일

지은이 ▪ Claudia V. Angelelli
옮긴이 ▪ 곽중철
펴낸이 ▪ 박 철
펴낸곳 ▪ 한국외국어대학교 출판부
130-791 서울시 동대문구 이문동 270
전화 (02)2173-2495~6
팩스 (02)2173-3363
홈페이지 http://press.hufs.ac.kr
전자우편 press@hufs.ac.kr
출판등록 ▪ 제6-6호(1969. 4. 30)
디자인 · 편집 ▪ (주)이환디앤비 (02)2254-4301
인쇄 · 제본 ▪ (주)동화인쇄공사 (02)719-7181

ISBN 978-89-7464-558-8 93740 정가 15,000원

* 잘못된 책은 교환하여 드립니다.



이 도서의 국립중앙도서관 출판시도서목록(CIP)은 e-CIP 홈페이지(http://www.nl.go.kr/ecip)에서 이용하실 수 있습니다.(CIP제어번호: CIP2009002441)